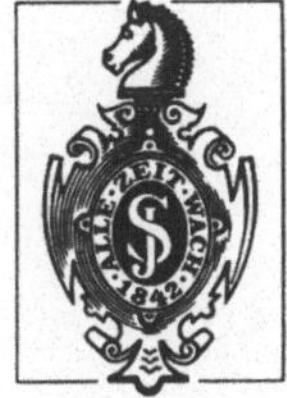

Neue Techniken in der operativen Medizin

Herausgegeben von
M. Reifferscheid

Mit 99 Abbildungen

Springer-Verlag
Berlin Heidelberg New York Tokyo

Professor Dr. med. Martin Reifferscheid
Kemnatenstraße 60
8000 München 19

CIP-Kurztitelaufnahme der Deutschen Bibliothek

Neue Techniken in der operativen Medizin / hrsg. von
M. Reifferscheid. – Berlin ; Heidelberg ; New York ;
Tokyo: Springer, 1986.
ISBN-13: 978-3-540-16515-6   e-ISBN-13: 978-3-642-71168-8
DOI: 10.1007/ 978-3-642-71168-8
NE: Reifferscheid, Martin [Hrsg.]

2127/3140-543210

Laudatio

Sehr verehrter Herr Reifferscheid!

Der freundlichen Einladung folgend, haben wir bereits gestern abend ein sehr
kollegiales Zusammentreffen erlebt und die Gelegenheit zum persönlichen Gespräch
gefunden. Es wurden dabei Ihre Gedankengänge, Eindrücke und Schlußfolgerungen
erkennbar, unter denen Sie das akademische Amt und die klinische Arbeit bald in
andere Hände geben werden. Für diese Caesur wie auch für das heute beginnende
Symposium wollen Sie weder äußere Ehrung noch Laudatio. Natürlich sind wir an
diesen Wunsch gebunden, es sei jedoch erlaubt, hier im Forum wenigstens mit ein
paar Bemerkungen auf das gestrige Gespräch zu antworten.
Ihr Name ist mit dem Bild eines Chirurgen verbunden, der unser Fachgebiet durch
exakte Analyse, Weiterentwicklung der Operationstechnik und kritische Prüfung der
Ergebnisse vorangetrieben hat. Das operativ technische Problem allein hat Sie nicht
ausgefüllt. Bei der klinischen Zielsetzung stand für Sie vielmehr die Frage nach der
Erkennung und Beherrschung der pathophysiologischen Zusammenhänge im Vordergrund. Dieses Verständnis der klinischen und wissenschaftlichen Aufgabenstellung der Chirurgie muß beachtet werden und Fortsetzung finden. Mit dem
akademischen Lehrer Reifferscheid verbindet man „wissenschaftliches Denken und
Argumentieren", Ihre Literaturkenntnis ist nicht weniger sprichwörtlich als Ihre seit
Jahren anhaltende weit überdurchschnittliche Arbeitsleistung. Sehr verehrter Herr
Reifferscheid, es bedeutet nicht eben wenig, in einem solchen Bild gesehen zu
werden. Was kann eigentlich der Chirurg in einem Arbeitsleben noch mehr erreichen
wollen?
Zwei Gesichtspunkte seien noch gesondert erwähnt, weil sie wichtig erscheinen und
von aktueller Bedeutung sind. Sie haben den Beweis dafür erbracht, daß man
unqualifizierte und pauschale Angriffe auf die Medizin, insbesondere aber auf
hervorragende Vertreter unseres Berufsstandes nicht hinnehmen muß und erfolgreich abwehren kann. Diese Haltung hat sicher Energie gekostet und zwischendurch
wohl auch aufreibende Zeitbereiche mit sich gebracht. Mit Ihrer Haltung haben Sie
uns aber allen gedient und Beispiel gegeben. Ihr bisheriges Wirken, und das ist der
zweite Gesichtspunkt, war schließlich auch ein wichtiger Beitrag zur Erhaltung des
Gesamtgebietes der Chirurgie, wohl wissend, daß diese Zielsetzung nicht im Wider-
spruch steht zur Bildung fachlicher Schwerpunkte wie auch zur klinischen und
wissenschaftlichen Weiterentwicklung der Teilbereiche.
Sehr verehrter Herr Reifferscheid, heute morgen sagten Sie, dies sei keine Veranstal-
tung für Ihre Person. Zumindest teilweise widersprechen zu wollen, bedeutet nicht,

die wissenschaftliche Zielsetzung des Symposiums zu verkennen. Natürlich sind wir hierher gekommen, um interessante Fachfragen zu besprechen, und allein das Programm läßt wichtige Beiträge und eine bereichernde Diskussion erwarten. Wir sind aber auch gekommen, um Ihnen persönliche Ehre zu erweisen und herzlichen Dank zu sagen. Im Namen der Kolleginnen und Kollegen und im Namen der Deutschen Gesellschaft für Unfallheilkunde erlaube ich mir, Ihnen unsere Hochachtung und für die Zukunft die besten Wünsche auszusprechen.

Prof. Dr. med. G. Hierholzer

Laudatio

Sehr verehrter Herr Reifferscheid, meine Damen und Herren!

Dieses Symposium dürfte eines der letzten unter der Leitung von Prof. Reifferscheid hier in Aachen sein. Deshalb scheint es angebracht, über den Dank für die Einladung zur Teilnahme hinaus einige Worte zu Ihrem Wirken, Herr Reifferscheid, zu sagen. Bei einem so umfangreichen wissenschaftlichen Werk wie dem Ihren, wäre allerdings eine Laudatio im eigentlichen Sinne nur nach sehr intensiver Beschäftigung und Vorbereitung möglich. Ja, im Grunde würde Ihr Werk zur Würdigung eines eigenen Symposions eben darüber bedürfen.

Unter den gegebenen Umständen und gleichsam aus dem Stegreif muß ich mich mit einigen Schlaglichtern begnügen. Man mag mir dabei nachsehen, wenn ich das noch dazu aus sehr subjektivem Blickwinkel tue.

Auch wenn unsere Wege sich nie direkt gekreuzt haben, so haben mich doch verschiedene Stationen Ihres Berufsweges bewegt.

Da ist zunächst das Problem des Elektrolyt- und Wasserhaushalts in der Pathophysiologie des Ileus. Hier haben Sie Wesentliches zu neuen Erkenntnissen beigetragen, was mich, von den Problemen der Nierenfunktion herkommend, sehr angesprochen hat.

Es steht mir nicht zu, Ihre wichtigen Beiträge zur gastroenterologischen Chirurgie und insbesondere zur Dickdarmchirurgie hier aufzulisten. Was mir aber schon früh über alles Inhaltliche hinaus auffiel, war die bestechende Form, mit der die jeweilige Botschaft dargeboten wurde – sprachlich sowohl wie auch grafisch. Diapositive aus der Reifferscheidschen Klinik setzen inhaltlich und in formaler Gestaltung Maßstäbe. In unserem Land, in dem die Didaktik oft stiefmütterlich behandelt wird, scheint mir gerade diese Schule bemerkenswert.

Selbst in eine sehr junge Fakultät hineingekommen, war für mich aus der Distanz Ihr Wirken im Aachener Raum und Ihre Ausstrahlung weit darüber hinaus für mich vorbildlich. Vor allem aber lernte ich Ihren Ehrgeiz verstehen, das neue Klinikum in Aachen wenigstens in seinem Arbeitsbeginn noch mitzuerleben – haben wir doch in Essen ein ähnliches Schicksal immer wieder verzögerter Bauplanung und Baubeginn. Von Herzen freue ich mich, daß Ihnen die Erfüllung dieses Vorsatzes gelungen ist.

Sehr verehrter Herr Reifferscheid, lassen Sie mich diesen sehr persönlichen Exkurs abschließen, indem ich Ihnen eine Plakette aus Essen überreiche mit der Darstellung der Stadtpatrone von Essen und der Ärzte Kosmas und Damian, wie sie sich in kollegialer Zusammenarbeit um das Wohl des Kranken bemühen. Die Darstellung diene als Symbol Ihrer Kollegialität auch über Entfernung hinweg.

Das Bemühen um den Kranken findet auch seinen Ausdruck in einem Symposium
wie diesem. Und was würde einem Chirurgen zum Abschied besser anstehen als ein
Symposion über neue medizinische Methoden und Hilfsmittel in der Chirurgie.
Zum guten Beginn Ihres Symposions ein herzliches Glückauf!

Prof. Dr. med. F. W. Eigler

Vorwort

In der Medizin wären die Entwicklungsfortschritte der letzten Jahrzehnte ohne die Errungenschaften der Technik nicht denkbar. Daß davon die operativen Fächer in erster Linie profitierten, war naheliegend.
Der Hauptschub der Innovation wurde in der Klinik aber erst durch den synergistischen Einsatz von Mechanik und Biologie ausgelöst.
Da sich die Vernetzung von biologischen Grunderkenntnissen und technischer Nutzanwendung von Jahr zu Jahr beschleunigt, muß der operativ tätige Arzt sein Wissen um die neuen Verfahren ständig ergänzen, will er seinen Kranken nicht optimale Behandlungsverfahren vorenthalten.
Ihm dies zu ermöglichen, war Ziel und Aufgabe der vorliegenden Zusammenstellung. In ihren Einzelbeiträgen vermittelt sie dem Leser eine rasche Information über den aktuellen Stand der heute verfügbaren Behandlungstechniken, ihre Indikation und ihre Anwendungspraktik.
Da diese Fortschritte inzwischen vielfältig wirksam geworden sind, war es um so wichtiger, nicht nur eine einzige operative Disziplin, sondern alle Operationsgebiete, die sowohl am Entwicklungsprozeß als auch am Erfahrungsgewinn von Klebstoff, Laser, Infrarotkoagulation und maschineller Klammernaht gleichermaßen beteiligt sind, zu Worte kommen zu lassen. Weil auf Entwicklungsgebieten selbst prospektive Multicenter-Studien die persönliche Erfahrung nicht ersetzen können, war andererseits jedes Fachgebiet nur für sich in der Lage, zu diesen Themen Bewährtes wie Kritisches beizutragen.
Aber nicht nur die komplexe Betrachtungsweise der einzelnen Verfahren zeichnet den vorliegenden Band aus. Vielmehr diente das entwickelte Instrument der biologischen Technik, wie sich zeigte, in seiner Allgemeingültigkeit als Schrittmacher für die Wiederverständigung bereits weit auseinandergedrifteter Spezialdisziplinen.
So mußte sich der grenzüberschreitende Gedankenaustausch in hohem Maße als fruchtbar erweisen, wie die bereits in die Beiträge eingeflossenen Diskussionsergebnisse erkennen lassen.
Ohne das biologische Klebeverfahren, ohne die maschinelle Naht, ohne die Infrarotkoagulation, ohne den Lasereinsatz in der Chirurgie wie auch in der endoskopischen Therapie kann und darf eine Behandlung, die den Namen „optimiert und schonend" verdient, heute nicht mehr betrieben werden, zumal es sich hierbei um Verfahren handelt, die in der Kostenskala im unteren Drittel rangieren.

München, April 1986   Prof. Dr. med. M. Reifferscheid

Inhaltsverzeichnis

Laudatio
G. HIERHOLZER V

Laudatio
F. W. EIGLER VII

Vorwort
M. REIFFERSCHEID IX

I. Grundlagen

Grundlagen der Fibrinklebung
H.-K. KAUFNER 3

Überlegungen zur Applikation von Tissucol
H. REDL und G. SCHLAG 7

Simulation des Wundverschlusses mit Fibrinkleber in Zellgewebskulturen
R. P. FRANKE, U. DAUER, W. MÜLLNERS, R. FUHRMANN und
CH. MITTERMAYER 13

II. Allgemeinchirurgie

Die endoskopisch therapeutische Anwendung des Neodym-YAG Lasers
im Gastrointestinaltrakt
P. KIEFHABER, K. KIEFHABER, F. HUBER und G. NATH 25

Die Infrarotkontaktkoagulation
E. GUTHY 43

Methoden der Milzerhaltung
H.-H. GENTSCH und J. SCHEELE 48

Versorgung von parenchymatösen Organen mittels Fibrinklebung,
Infrarot-Kontakt-Koagulation und Laserkoagulation
G. HÖLLERL 56

Nahttechniken im oberen Intestinaltrakt
H. NIER   63

Klammernaht bei Kolon- und Rektumanastomosen
A. ZEHLE und A. WELZ   67

Thorakoskopische Emphysemblasenabtragung und Fibrinklebung
beim Spontanpneumothorax
D. KAISER   72

Die Fibrinklebung und der Fibrinkleberantibiotikumverbund
in der Herz- und Gefäßchirurgie
TH. WAHLERS und A. HAVERICH   79

III. Unfallchirurgie

Neue Techniken der Knorpelchirurgie am Kniegelenk
TH. TILING   85

Vergleichende Untersuchungen zur Naht- und Fibrinklebungsversorgung
von Achillessehnen-Rupturen
O. PAAR   95

Herstellung und Anwendung des Fibrin-Antibiotikum-Verbundes
A. BRAUN   98

Neue Techniken in der Plastischen und Wiederherstellungs-Chirurgie
R. HETTICH und H. HÖRTH   107

IV. Kopf-/Halsbereich (HNO, Neurochirurgie, ZMK)

Fibrinkleber in der Ohrmuschelchirurgie
H. WEERDA   115

Die Behandlung von Hämangiomen durch Thrombosierung mit Fibrinkleber
A. KRÜGER   124

Lasertechnik und Fibrinklebung in der HNO-Heilkunde
W. ELIES   130

Verbessert Human-Fibrinkleber die Ergebnisse der Tympanoplastik?
P. STRAUSS   135

Neue Techniken in der Neurochirurgie, Fibrinklebung und Endoskopie
F. Oppel 137

Fibrinklebung in der Zahn-, Mund- und Kieferheilkunde
E.-D. Voy 145

Sachverzeichnis 153

Mitarbeiterverzeichnis

Die Adressen der Erstautoren sind auf der ersten Seite des jeweiligen Beitrags vermerkt.

A. Braun 98
U. Dauer 13
W. Elies 130
R. P. Franke 13
R. Fuhrmann 13
H.-H. Gentsch 48
E. Guthy 43
A. Haverich 79
R. Hettich 107
G. Höllerl 56
H. Hörth 107
F. Huber 25
D. Kaiser 72
H.-K. Kaufner 3
K. Kiefhaber 25
P. Kiefhaber 25
A. Krüger 124

Ch. Mittermayer 13
W. Müllners 13
G. Nath 25
H. Nier 63
F. Oppel 137
O. Paar 95
H. Redl 7
J. Scheele 48
G. Schlag 7
P. Strauß 135
Th. Tiling 85
E.-D. Voy 145
Th. Wahlers 79
H. Weerda 115
A. Welz 67
A. Zehle 67

I. Grundlagen

Grundlagen der Fibrinklebung

H.-K. KAUFNER

Abtlg. Chirurgie der Medizinischen Fakultät der RWTH, Pauwelsstraße, 5100 Aachen

Die Fibrinklebung entspricht der letzten Phase der plasmatischen Gerinnung.
Das ist ein bekannter und vielleicht banal erscheinender Satz. Aber jeder, der mit
dem Fibrinkleber arbeitet, muß sich diese Tatsache immer wieder ins Gedächtnis
rufen, sonst wird er an den Kleber Anforderungen stellen, die er aufgrund eben dieser
physiologischen Voraussetzungen überhaupt nicht erfüllen kann – und dann muß es
zwangsläufig zu Mißerfolgen kommen.

Gerinnung

Im Rahmen des bekannten Gerinnungsschemas interessiert in bezug auf den Fibrinkleber die letzte Phase, in der Thrombin das Fibrinogen in Fibrin umwandelt und
gleichzeitig mit Hilfe von Kalziumionen den Faktor XIII aktiviert (Abb. 1). Dieser
Faktor XIII, der fibrinstabilisierende Faktor, wandelt, wiederum mit Hilfe von
Kalziumionen, das zunächst lösliche Fibrin in unlösliches Fibrin um. Damit ist die
physiologische Blutgerinnung abgeschlossen, der verfestigte Blutpfropf dichtet das
entstandene Leck ab, die Blutung steht. Prinzipiell das gleiche geschieht bei der
Fibrinklebung: Thrombin wird gemeinsam mit Kalziumionen und Faktor XIII mit
Fibrinogen zusammengebracht, und es entsteht ein Fibrinpfropf. Sehr vereinfacht

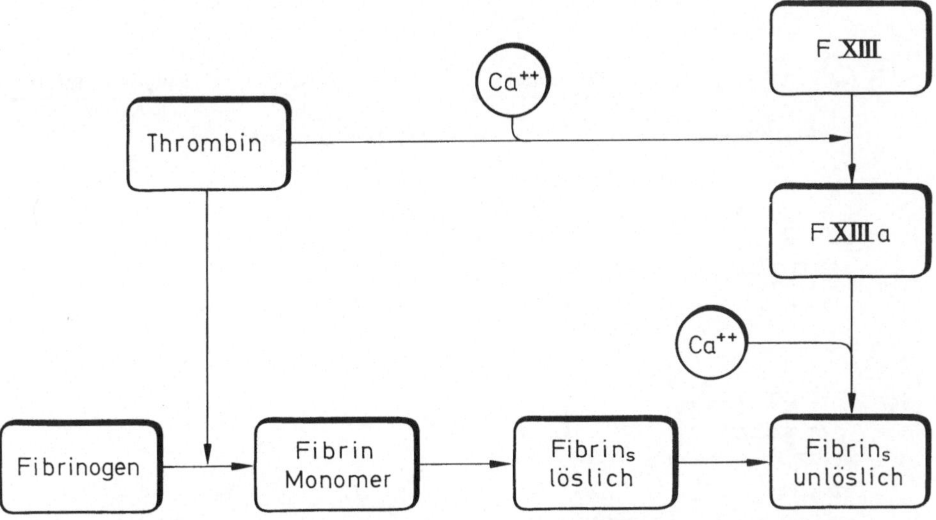

Abb. 1. Grundlage der Fibrinklebung ist die Endphase der physiologischen Blutgerinnung

Neue Techniken
in der operativen Medizin
Hrsg. von M. Reifferscheid
© Springer-Verlag Berlin Heidelberg 1986

kann man also hier von einem 2-Komponentenkleber sprechen; aber wie alle Vereinfachungen, ist auch diese gefährlich, zumal es sich hier um ein biologisches System handelt, das nicht so einfach funktionieren kann wie ein technischer Kleber. Versuche, das gerinnende Blutplasma gezielt als physiologischen Klebstoff einzusetzen, gehen bis in die Anfänge unseres Jahrhunderts zurück, aber diese Versuche scheiterten zunächst an 2 Problemen: Da war einmal die an sich schon geringe Belastbarkeit des physiologischen Gerinnungssubstrates und zum anderen die ja schon mit der Gerinnung einsetzende Fibrinolyse, die den ohnehin geringen Klebeeffekt innerhalb kurzer Zeit zunichte machte. Erst als es in den 60er Jahren gelang, Fibrinogenkonzentrate mit bis zu 100 mg Fibrinogen pro ml herzustellen (normale Plasmakonzentration 2–4 mg/ml), konnte man von einer eigentlichen Fibrinklebung sprechen. Erst das aus so hohen Fibrinkonzentrationen entstehende dichte Fibrinnetz war so fest, daß es klinischen Anforderungen, etwa bei der Anastomosensicherung von Nervennähten, genügte.

Hinzu kam das aus derselben Zeit stammende Verfahren, den fibrinstabilisierenden Faktor XIII rein darzustellen und dem Fibrinogen in ausreichender Menge zuzufügen. Faktor XIII ist ebenfalls ein wesentlicher Faktor in der Endphase der Blutgerinnung.

Das Fibrinogenmolekül ist ein sechskettiges Polypeptid, bei dem 3 Ketten paarweise angeordnet sind. Durch Thrombin kommt es zu einer Spaltung dieser Kettenpaare, es entsteht das Fibrinmonomer. Durch die Spaltung werden am Monomer Polymerisationszentren freigelegt, und die Fibrinmonomere gehen über End-zu-End und Seit-zu-Seit-Aggregation eine relativ lockere Bindung ein, es entsteht das säure- und basenlösliche Fibrin$_s$ (s für soluble). Mit Hilfe von Kalziumionen ersetzt nun Faktor XIII die lockeren H-Bindungen der Fibrinmonomere durch festere peptidartige Bindungen, und es entsteht das in schwachen Säuren und Basen unlösliche Fibrin$_i$ (i für insoluble) (Abb. 2).

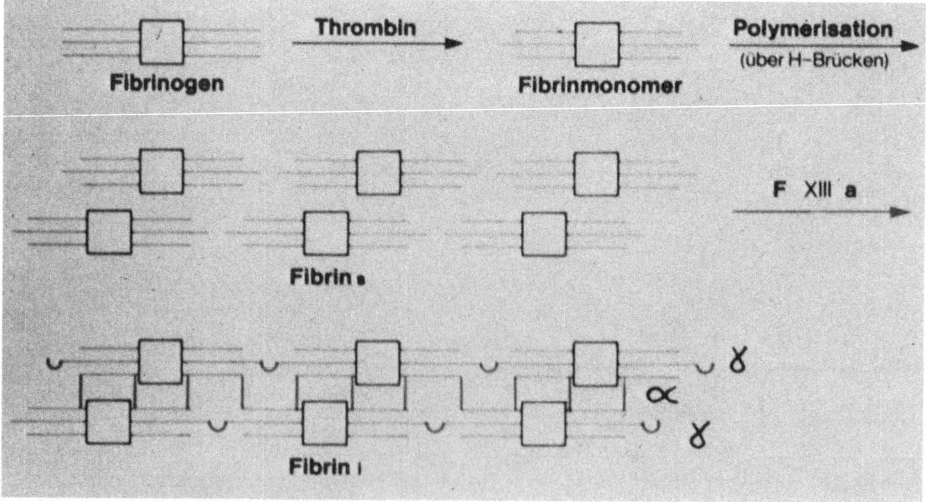

Abb. 2. Schema der Fibrinpolymerisation

Vernetzung und Verfestigung

Diese Vernetzung erfolgt in 2 Phasen, der Gammavernetzung in Längsrichtung, die nach etwa 3 Minuten abgeschlossen ist und der wesentlich langsameren, aber für die Reißfestigkeit entscheidenden Quervernetzung der Alphaketten. Die maximale Reißfestigkeit eines solchen Fibrinnetzes wird bei einem Vernetzungsgrad von etwa 70% der Alphaketten erreicht, den man etwa 1–3 Stunden nach der Gerinnung findet. Etwa 75% der maximalen Reißfestigkeit sind jedoch schon nach 3–5 Minuten erreicht. Während dieser Zeit muß deshalb die zu klebende Fläche, evtl. unter milder Kompression, fixiert werden.

Insgesamt ist also die Verfestigung des Fibrinnetzes ein Prozeß, der weit über den sichtbaren Klebevorgang, die Gerinnungsphase, hinausreicht. Diese reine Gerinnungszeit ist dabei fast ausschließlich abhängig von der verwendeten Thrombinmenge. Deshalb wird man für schnelle Klebungen, etwa zur Blutstillung, hohe Thrombinkonzentrationen verwenden, für einen langsamen Klebevorgang, etwa bei der Adaptierung einzelner Knorpelfragmente, dagegen eine niedrigere Thrombinkonzentration.

Fibrinolyse und bindegewebige Organisation

Durch die Verwendung hoher Fibrinkonzentrate, durch die Reindarstellung des Faktor XIII und die Möglichkeit, mit unterschiedlichen Thrombinmengen die Gerinnungszeit zu variieren, verfügte man also nun über einen biologischen Kleber, dessen Reißfestigkeit deutlich über der eines physiologischen Blutgerinnsels lag. Aber auch das dichtere Fibrinnetz dieses Klebers ist natürlich der körpereigenen Fibrinolyse ausgesetzt, welche die Reißfestigkeit des Fibrinnetzes sehr rasch und unkontrollierbar herabsetzt. Diese Fibrinolyseaktivität ist von Organ zu Organ sehr verschieden (z. B. ist sie in Lunge oder Prostata sehr hoch), sie ist stark auch abhängig von der Durchblutungssituation. Deshalb erwies es sich als notwendig, bei Verwendung des Fibrinklebers an Organen mit erhöhter Fibrinolyseaktivität, aber auch dort, wo eine längerdauernde mechanische Festigkeit verlangt wurde, die Fibrinolyse lokal und gezielt zu bremsen. Von den verschiedenen bekannten Fibrinolyseinhibitoren hat sich das Aprotinin als am besten wirksam erwiesen. Es wird deshalb routinemäßig dem Fibrinkleber beigemischt, in der Regel in der Konzentration von 3000 KIE/ml. Bei Nervenanastomosen wählt man um fibröse Narben zu vermeiden eher eine niedrige Konzentration von nur 100 KIE/ml.

Auch dieser mit Aprotinin versetzte Fibrinkleber unterliegt natürlich der Fibrinolyse und der Phagozytose, dieser für die Wundheilung notwendigen und wünschenswerten Vorgänge. Die Fasern des Fibrinnetzes bilden dabei die Leitschienen für die einsprossenden Fibroblasten; mit der Kollagensynthese dieser Fibroblasten beginnt dann etwa am 3. postoperativen Tag die bindegewebige Organisation der Klebestelle. Innerhalb von 3–18 Tagen wird – abhängig von der Menge des Fibrinklebers, von der fibrinolytischen Aktivität des Wundgebietes und von der Art und Menge des beigemischten Fibrinolyseinhibitors – der Fibrinkleber resorbiert und durch eine bindegewebige Narbe ersetzt (Abb. 3).

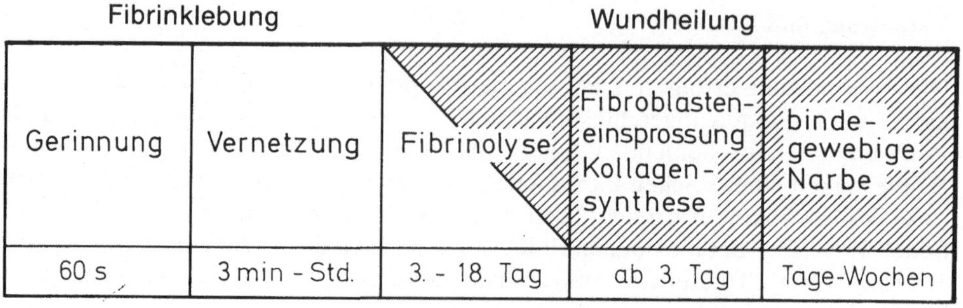

Fibrinklebung		Wundheilung		
Gerinnung	Vernetzung	Fibrinolyse	Fibroblasten-einsprossung Kollagen-synthese	binde-gewebige Narbe
60 s	3 min – Std.	3. – 18. Tag	ab 3. Tag	Tage-Wochen

Abb. 3. Zeitlicher Zusammenhang zwischen Fibrinklebung und Wundheilung

Zusammenfassung

Insgesamt haben wir mit dem Fibrinkleber ein System zur Hand, das auf der Grundlage der physiologischen Blutgerinnung eine gegenüber dem normalen Blutkoagel verbesserte und steuerbare Klebe- und Reißfestigkeit besitzt. Unter Beachtung dieser physiologischen Voraussetzungen und Grenzen des Systems ist die Fibrinklebung für viele operative Fächer hierdurch zu einem wertvollen Hilfsmittel bei der Lösung operativ-technischer Probleme geworden.

Literatur

1. Bleyl U (1984) Elimination des Fibrins. In: Scheele J (Hrsg) Fibrinklebung. Springer, Berlin Heidelberg New York Tokyo
2. Lindner A, Elliot M, Holzer F (1980) Die Optimierung des Fibrinogen-Thrombin-Klebesystems. Wr klin Wschr (Suppl. 109), Heft 3:9
3. Schricker KT, Scheele J (1984) Hepatitisrisiko der Fibrinklebung in der Allgemeinchirurgie. In: Scheele J (Hrsg) Fibrinklebung. Springer, Berlin Heidelberg New York
4. Seelich T, Redl H (1980) Theoretische Grundlagen des Fibrinklebers. In: Schimpf K (Hrsg) Fibrinogen, Fibrin und Fibrinkleber. Schattauer, Stuttgart New York
5. Stanek G, Bösch P, Weber P (1980) Über die Keimvermehrung in einem Fibrin-Klebesystem. In: Schimpf K (Hrsg) Fibrinogen, Fibrin und Fibrinkleber. Schattauer, Stuttgart New York
6. Stemberger A, Blümel G (1984) Theoretische Aspekte der Fibrinklebung. In: Scheele J (Hrsg) Fibrinklebung. Springer, Berlin Heidelberg New York Tokyo
7. Tscheliessnigg KH, Hermann W, Dacar D, Stenzl W, Höllerl G (1981) Fibrinklebung. Eine Übersicht über Entwicklung, Technik und derzeitigen Stand. In: Kronberger L (Hrsg) Scientific Workshop '81. Symposiumsband der Chirurgischen Universitätsklinik, Graz

Überlegungen zur Applikation von Tissucol

H. Redl und G. Schlag

Ludwig-Boltzmann-Institut für Experimentelle Traumatologie, Donaueschingenstraße 13,
A-1200 Wien

Seit der klinischen Einführung von Tissucol* steht ein biologisches System zur
Verfügung, mit dem sowohl Blutstillung, Gewebeklebung als auch eine Unterstüt-
zung der Wundheilung erzielt werden kann. Der größte Vorteil dieses Systems
besteht in der kompletten Abbaubarkeit und der daraus resultierenden kompletten
Kompatibilität mit dem Gewebe. Da Tissucol ein homologes Material ist, besteht
konsequenterweise weder eine lokale, noch eine systemische Toxizität.

Vorbereitung

Das Fibrinklebesystem wird entweder als tiefgefrorenes Material oder in einem Kit
als lyophilisiertes Material zusammen mit den anderen benötigten Komponenten
Thrombin, Kalziumchlorid und Aprotininlösung geliefert. Aus diesen Substanzen
werden die beiden Komponenten des Klebesystems, Kleberprotein- und Thrombinlösung hergestellt. Um die Kleberproteinlösung herzustellen, wird das Proteinkon-
zentrat entweder in der beigepackten Fibrinolyseinhibitorlösung Aprotinin aufgelöst
oder der tiefgefrorene Kleber in der Spitze aufgetaut.
Um das Lösen der lyophilisierten, hochkonzentrierten Kleberproteine zu verein-
fachen und zu beschleunigen, wurde ein kombiniertes Wärme- und Rührgerät –
„Fibrinotherm" – entwickelt. Der Auflöse- beziehungsweise Auftauvorgang bei
gefrorenem Kleber beträgt etwa 10 Minuten. Während dieser Zeit kann eines der
mitgelieferten Thrombinlyophilisate mit der beigepackten Kalziumchloridlösung
gelöst werden, um so entweder 4 oder 500 Einheiten Thrombinlösung pro ml zu
erhalten.

Applikation

Nach dem Zusammenbringen der beiden Komponenten laufen die bekannten
Vorgänge der letzten Phase der Blutgerinnung ab, der Fibrinkleber verfestigt sich und
haftet an den Gewebeflächen im Applikationsbereich.
Durch die Auswahl der Thrombinkonzentration ist es möglich, den Verfestigungs-
prozeß der jeweiligen Aufgabenstellung anzupassen. Eine niedrige Thrombinkonzentration (4 Einheiten/ml = langsame Verfestigung) ist in diesen Fällen günstig, wo
die zu verklebenden Teile nach der Applikation des Klebers noch eine Adaptation
erfahren sollen, wie zum Beispiel bei manchen Hautklebungen oder bei mikrochirurgischen Anwendungen. Wenn jedoch die Hämostase das wichtigste Ziel ist, dann ist

---

* Forma Immuno AG

Neue Techniken
in der operativen Medizin
Hrsg. von M. Reifferscheid
© Springer-Verlag Berlin Heidelberg 1986

es immer notwendig die hohe Thrombinkonzentration, d. h. 500 Einheiten/ml zu verwenden, da diese praktisch eine sofortige Verfestigung gewährleistet [7].

Nach der rein optisch zu beobachtenden Verfestigung des Klebers (Weißverfärbung), ist jedoch wegen der etwas langsamer verlaufenden Fibrin-Alpha-Ketten-Vernetzung noch nicht die volle Reißfestigkeit gegeben, weshalb die zu verklebenden Teile drei bis fünf Minuten ohne besondere Belastung gehalten werden müssen.

Historisch bedingt wurden die Komponenten immer sequentiell aufgetragen, was zur Folge haben kann, daß an der Grenze zwischen den beiden Komponenten es sehr rasch zur Ausbildung einer Fibrinmembran kommt, die in der Folge eine weitere Vermischung der beiden Komponenten behindert. Daher wurde der Einfluß des Mischens, d. h. die Art der Applikation und das Mischungsverhältnis im Hinblick auf eine optimale Applikationsform untersucht.

Nachdem bereits seit der ersten Anwendung des Fibrinklebesystems bekannt ist, daß die Festigkeit der Klebung von der Fibrinogenkonzentration abhängt [3], konnte auch in weiterer Folge die Abhängigkeit vom Grad der Alpha-Ketten-Vernetzung gezeigt werden [7]. Weiterhin wurde in einer Anordnung zur Messung der inneren Klotfestigkeit [9] versucht, ein optimales Mischungsverhältnis zu finden [5]. Wie erwartet, hat sich auch in diesen Versuchen die Klotfestigkeit mit zunehmender Verdünnung verschlechtert. Überraschenderweise konnte jedoch mit einer Konzentrationserhöhung über die Veränderung des Mischungsverhältnisses: Kleberproteinlösung + Thrombinlösung keine weitere Verbesserung der Festigkeit gegenüber der bereits eingeführten 1 + 1-Mischung der beiden Komponenten erzielt werden.

Andererseits haben die Experimente gezeigt [5], daß Klebungen, die mit vorgemischten Komponenten (unter Verwendung der 4 Einheiten) oder mit der Mischnadel am „Duploject"-Applikator ausgeführt werden, eine bessere Festigkeit als solche bei getrennter Auftragung der Komponenten zeigen. Bei schlecht gemischten Fibrinkleberklots kommt es zur Ausbildung von mikroskopisch sichtbaren Hohlräumen mit nicht verfestigtem Fibrinkleber. Wahrscheinlich ist darauf die verringerte Festigkeit der Klebung zurückzuführen, um so mehr, da es für einen geordneten Ablauf notwendig ist, daß alle Reaktionspartner in ausreichender Konzentration für die Vernetzungsreaktion zur Verfügung stehen. Bei schlechter Mischung wäre dies möglicherweise nicht gegeben.

Spezielle Applikatorsysteme

Durch das im Ludwig-Boltzmann-Institut für experimentelle Traumatologie entwickelte Applikatorsystem „Duploject" ist nicht nur eine ausreichende Durchmischung gewährleistet, sondern es ermöglicht darüber hinaus Einhandbedienung und das Auftragen von dünnen Schichten. Nachdem die Doppelspritzenhaltung nicht an eine spezifische Thrombinkonzentration gebunden ist und inzwischen für verschiedene spezifische Verwendungen angepaßte Aufsätze erhältlich sind, ist sie praktisch universell anwendbar (Abb. 1). Die Doppelspritzenhalterung ist so konstruiert, daß durch die gleichzeitige Betätigung der beiden Spritzenkolben die beiden Komponenten zur gleichen Zeit in gleicher Menge, jedoch separiert aus dem Sammelkopf des „Duploject" austreten, wodurch es zu keiner Blockierung des Spritzenkopfes durch verfestigten Kleber kommen kann.

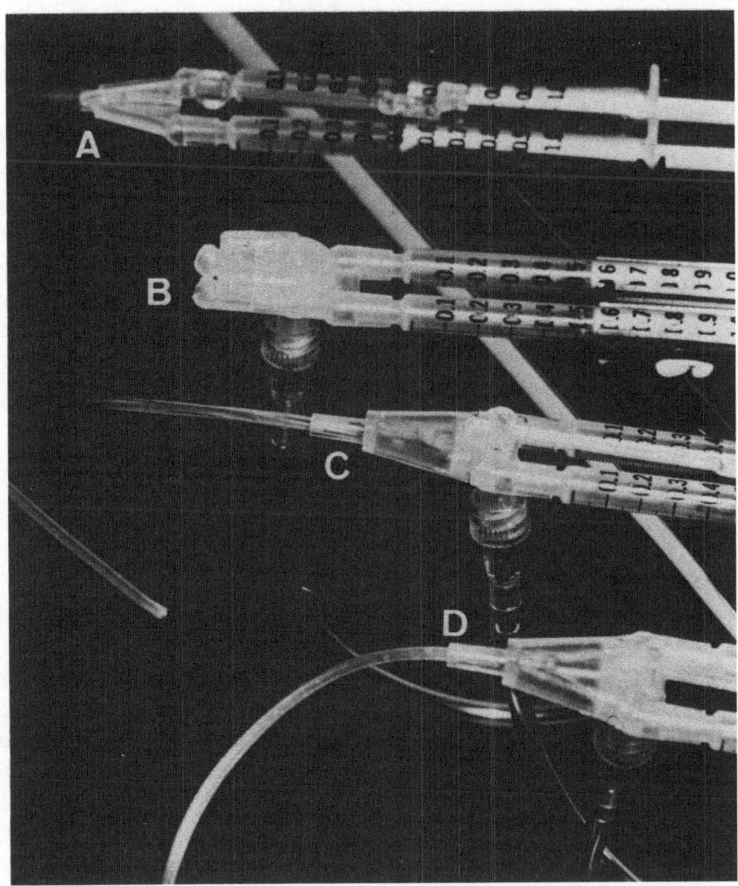

Abb. 1a–d. Duplojectsystem – Doppelspritzenhalterung mit verschiedenen Aufsätzen. **a** Mischnadel; **b** Sprühkopf für großflächiges Auftragen; **c** Sprühkatheter kurz mit Formdraht; **d** Sprühkatheter lang für endoskopische Verwendung

Von diesem Sammelkopf gibt es prinzipiell drei verschiedene Typen:

1. Mit aufsetzbarer Nadel, in der es zur Vermischung der beiden Komponenten kommt. Solange das Auftragen fortgesetzt wird, kommt es zu keinem Verstopfen der Nadel, selbst bei Verwendung der hohen Thrombinkonzentration. Wird die Applikation jedoch unterbrochen, kann es durch Gerinnung in der Nadel zu einem Verstopfen kommen und es wird deshalb empfohlen, eine neue Nadel vor Wiederbeginn des Auftragens aufzusetzen (deshalb sind dem Kit auch mehrere Nadeln beigepackt). Zusätzlich zu den mitgelieferten Mischkanülen ist es für spezielle Zwecke möglich, auch längere, biegsame Braunülen oder kurze Katheter zu verwenden. Jedoch ist zu beachten, daß es bei zu großem Lumen zu einer schlechteren Vermischung der beiden Komponenten, bei einem wesentlich verkleinerten Lumen sehr leicht zum Verstopfen der Kanüle kommen kann.

2. Beim Sprühkopf werden die beiden Komponenten überhaupt erst auf der Gewebsoberfläche zusammengebracht, wo es aufgrund der feinen Tröpfchen zu einer

sofortigen, innigen Vermischung der beiden Komponenten kommt. Der Sprühkopf wird über eine üblicherweise in Operationssälen vorhandene Gasquelle
(Ringleitung, Gasflasche oder Kompressor) versorgt, wobei der Gasdruck auf
etwa 2–3 bar reduziert werden muß, um einen Gasfluß von etwa 5–10 Liter/min zu
erreichen. Eine besonders günstige Kontrolle des Gasflusses kann durch Verwendung des „TISSOMAT"-Systems erzielt werden. Das Versprühen der Komponenten erfolgt erst dann, wenn diese, in den durch Fußbetätigung freigegebenen
Gasstrom mit Hilfe der Doppelspritzenhalterung eingebracht werden. Mit Hilfe
des Gasstroms allein ist es sehr leicht möglich, Flüssigkeit aus dem Klebebereich zu
entfernen und so nachfolgend Tissucol auf eine praktisch trockene Oberfläche
aufzutragen. So kann besonders in schwierigen Fällen der Blutstillung ein besserer
Erfolg erzielt werden, da bei trockenen Klebeflächen die Adhäsionsfestigkeit des
Klebers am Gewebe erhöht wird. Die günstige Distanz für die Verwendung des
Sprühkopfes liegt zwischen 5 und 10 cm Abstand vom Gewebe. Bei Verwendung
der hohen Thrombinkonzentration kommt es nach Auftragung des Klebers sofort
zur Ausbildung eines dünnen Fibrinfilms. Das hat nicht nur den Vorteil, daß man
mit wesentlich geringeren Mengen von Kleberkomponenten auskommt, sondern
auch, daß durch die dünne Schicht günstige Voraussetzungen für die Wundheilung
gegeben sind.
3. Während der Sprühkopf hauptsächlich für großflächige Applikation wie zum
   Beispiel Hauttransplantationen oder großflächige Sickerblutungen an parenchymatösen Organen entwickelt wurde, dient der Sprühkatheter zum Auftragen in
   kleiner begrenzten Bereichen. Zum Betreiben des Sprühkopfes sollte ein Druck
   von etwa 4 bar verwendet werden, um den Druckabfall, der durch das geringe
   Katheterlumen bewirkt wird, auszugleichen. So werden ungefähr 3,5 l Gas/min
   verwendet. Der Sprühkatheter ist in zwei Ausführungen erhältlich, wobei die
   „lange" Version mit einem Durchmesser von 7 F für die Verwendung im Biopsie-
   kanal von flexiblen Endoskopen vorgesehen ist und auch bereits erfolgreich angewendet wurde. Dieser Katheter kann natürlich auch ohne Luftzuführung zur endoskopischen Applikation verwendet werden, wobei das dritte Lumen vorteilhafter-
   weise für das Einbringen von Röntgenkontrastmittel Verwendung findet [1, 4].
Die „kurze" Version des Sprühkatheters ist im vierten Lumen (Abb. 1 c) mit einem
Formdraht versehen, der es erlaubt, dem Katheter eine individuell dem Klebebereich
angepaßte Form zu verleihen, um so auch bislang unzugängliche Stellen (Körperhöh-
len) für die Fibrinapplikation erreichen zu können.

Kombination mit anderen Materialien

Aufgrund des weißen Erscheinungsbildes des verfestigten Tissucol ist es üblicherweise leicht, Fibrinkleber im Klebegebiet zu beurteilen, jedoch kann es für spezielle
Indikationen notwendig sein, das Aufbringen besser zu überwachen. In diesen Fällen
ist es möglich, 10 µl Disulphinblau (ICI)/ml Fibrinkleberproteinlösung beizumengen.
Um eine Röntgenidentifikation zu ermöglichen, wurde auch versucht, verschiedene
Kontrastmittel beizumengen [10]. Metrizamid wurde als das geeignetste beschrieben,
obwohl auch damit eine gewisse Beeinflussung der Fibrinvernetzung zu beobachten
war. Ähnliche Effekte können bei der an sich erfolgreichen [9] Beimischung von

Antibiotika zum Fibrinkleber entstehen [8]. Totzdem ist die Kombination mit anderen Materialien, zum Beispiel auch mit Hydroxyapatit, eine neue, interessante Anwendungsmöglichkeit.

Die vorher beschriebene Weißfärbung bei Verfestigung von Tissucol ist typisch für das Erscheinungsbild von sog. Coarse-Fibrinklots [2], die den physiologischen Typ der Fibrinverfestigung darstellen. Im Gegensatz dazu, kommt es bei unphysiologisch hohen Salzkonzentrationen oder anderen, zum Beispiel die Auflösungsgeschwindigkeit fördernden Zusätzen, zur Ausbildung von sogenannten „fine" Klots, die auch nach Verfestigung durchscheinend bleiben. Mikroskopisch gesehen hat das eine, im Vergleich zum natürlichen Fibrinklot, komplett veränderte Fibrinstruktur zur Folge (Abb. 2 und Abb. 3). Dies führt dazu, daß in vitro Fibroblasten keinen Zellrasen ausbilden und Schädigungen aufweisen [6]. Somit zeigt sich, daß trotz fast gleicher Proteinzusammensetzung beachtliche Unterschiede zwischen verschiedenen Fibrinklebesystemen bestehen können.

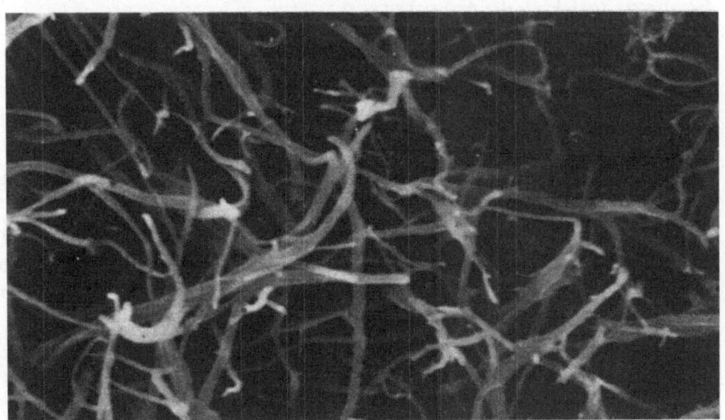

Abb. 2. Rastermikroskopische Aufnahme (REM), Tissucol Fibrinkleber mit Netzstruktur, „Coarse-Typ", ähnlich einem natürlichen Plasmagerinnsel. 6000 ×

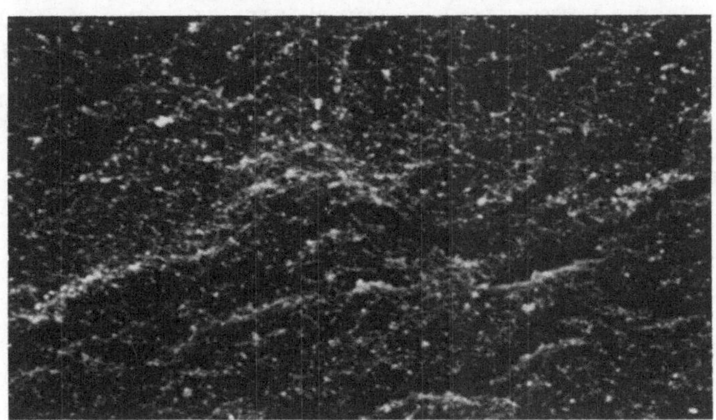

Abb. 3. REM wie Abb. 2, aber „Fine"-Typ eines Fibrinklebers. 6000 ×

Zusammenfassung

Zusammenfassend läßt sich sagen, daß für die optimale Verwendung eines Fibrinklebesystems in physiologischer Zusammensetzung folgende Richtlinien zu erfüllen sind [9]:

1. Die Kleberproteine sollten völlig gelöst beziehungsweise aufgetaut sein und bei 37 Grad gehalten werden (am günstigsten mit „Fibrinotherm")
2. Die Wundflächen sollten möglichst trocken sein (z. B. durch Sprühverfahren)
3. Die Komponenten sollten bei der Applikation gut gemischt werden
4. Die Thrombinkonzentration und eventuell auch die Aprotininkonzentration sollte der Indikation angepaßt werden.
5. Tissucol soll als dünner Film aufgetragen werden
6. Nach Verfestigung des Klebers sollte eine Belastung für etwa 3 bis 5 Minuten vermieden werden.

Unter Berücksichtigung dieser Anwendungsprinzipien ist Tissucol in allen operativen Fächern mit Erfolg einzusetzen.

Literatur

1. Flicker M, Pesendorfer FX, Redl H (1985): Verschluß einer bronchoösophagealen Fistel. Wr Med Wochenschr 135, Suppl 90:21
2. Ferry JD, Morrison PR (1947) Preparation and properties of serum and plasma proteins. VIII. The conversion of human fibrinogen to fibrin under various conditions. J Amer Chem Soc 69:388
3. Matras H, Dinges HP, Lassmann H, Mamoli B (1972) Zur nahtlosen interfaszikulären Nerventransplantation im Tierexperiment. Wr Med Wochenschr 122:517
4. Pridun N, Heindl W, Redl H, Machacek E (1985) Tierexperimentelle Untersuchungen zum bronchoskopischen Verschluß von bronchopleuralen Fisteln. Wr Med Wochenschr 135, Suppl. 90:19
5. Redl H, Schlag G, Dinges HP (1982) Methods of fibrin seal application. Thorac Cardiovasc Surg 30:223
6. Redl H, Schlag G, Dinges HP (1985) Vergleich zweier Fibrinkleber. Einfluß ionischer Zusätze auf Fibrinstruktur sowie Morphologie und Wachstum menschlicher Fibroblasten. Med Welt 36:769
7. Redl H, Schlag G, Dinges HP, Kuderna H, Seelich T (1982) Background and methods of fibrin sealing. In: Winter D, Gibbons DF, Plenk H Jr (Hrsg.) Biomaterials. John Wiley and Sons, p 669
8. Redl H, Schag G, Stanek G, Hirschl A, Seelich T (1983) In vitro properties of mixtures of fibrin seal and antibiotics. Biomaterials 4:29
9. Redl H, Stanek G, Hirschl A, Schlag G (1982) Fibrinkleber-Antibiotika-Gemische – Festigkeit und Elutionsverhalten. In: Cotta H, Braun A (Hrsg) Fibrinkleber in Orthopädie und Traumatologie. Georg Thieme, Stuttgart New York, p 178
10. Richling B (1982) Homologous Controlled-Viscosity Fibrin for Endovascular Embolization, Part I: Experimental Development of the Medium. Acta Neurochir 62:159

Simulation des Wundverschlusses mit Fibrinkleber in Zellgewebskulturen

R. P. Franke, U. Dauer, W. Müllners, R. Fuhrmann und Ch. Mittermayer

Abtlg. Pathologie der Medizinischen Fakultät der RWTH, Pauwelsstraße, 5100 Aachen

Als Modell für eine Wundsituation kann man die Implantation einer Kunststoffgefäßprothese betrachten. Ein geschlossener Anteil des Körpers – in diesem Falle ein Gefäß – wird aufgetrennt und zwischen den Wundrändern ein Fremdkörper eingefügt. Vom durchströmenden Blut und von den Wundrändern her tritt nun der Körper in Interaktion mit diesem Fremdkörper. Diese Interaktion zwischen Körper und Fremdkörper umschreibt man mit dem Begriff der Organisationsreaktion. Von den Wundrändern her wird der Fremdkörper langsam allseitig in körpereigenes Gewebe eingehüllt. In bezug auf die Funktionsfähigkeit des implantierten künstlichen Gefäßes kann der Organisationsprozeß des Körpers zu folgenden Ergebnissen führen:
- Es kann, u. U. in Begleitung hochinfektiöser Zustände, zu schnellen Abstoßungsreaktionen kommen, die eine beschleunigte Wiedereröffnung des Operationsfeldes notwendig machen oder
- es kann zu Vernarbungsprozessen kommen, die im Verlauf von Wochen bis Jahren das Gefäßlumen verlegen oder aber
- der vernarbende Organisationsprozeß kommt zum Stillstand bei erhaltener Funktionsfähigkeit des Implantats.

Es ist hier die Frage zu stellen, wodurch dieser Vernarbungsprozeß unterhalten wird. Schaut man sich histologische Gefäßprothesenpräparate an, dann stellt man fest, daß diese Präparate auf der Gefäßseite mit einer dicken Fibrinschicht ausgekleidet und darin viele Monozyten und Fibrozyten/Fibroblasten eingebettet sind. An den Wundrändern treten sehr häufig ringwallartige Strukturen auf, die besonders fibroblastenreich sind. Ausnahmsweise findet man in Nähe der Wundränder einige Endothelzellinseln, die kleine Teile der fibrinausgekleideten Kunststoffprothese überdecken. Aus der Betrachtung dieser Dinge gewinnt man den Eindruck, daß Fibrozyten/Fibroblasten in Anwesenheit größerer Fibrinmengen gut operieren können, während Endothelzellen eher supprimiert werden.
Es liegen andererseits Erkentnisse darüber vor, daß es in der Umgebung endothelialer Läsionen in den Gefäßen auch zur Absiedlung von Fibrin kommt, wobei es hier jedoch durch Migration und Proliferation der angrenzenden Endothelzellen sehr schnell zum Schluß der Läsion kommt. Könnte es daher sein, daß die Regulation des Proliferationsverhaltens der Fibrozyten und der Endothelzellen u. a. möglicherweise von der Menge des Fibrins abhängt, die am Ort der Läsion freigesetzt wird?
Antworten auf diese Fragen sind im Tiermodell nicht leicht zu erhalten, da es im Organismus zu vielfältigen Überlagerungen von zellulären Reaktionen kommt. Die Klärung solcher Fragen kann jedoch sehr sinnvoll in humanen Zellkulturen betrieben werden. Dabei kann man zum einen Monokulturen der gewünschten Zellen in

Neue Techniken
in der operativen Medizin
Hrsg. von M. Reifferscheid
© Springer-Verlag Berlin Heidelberg 1986

Anwesenheit der zu untersuchenden Substanzen züchten und dabei das Verhalten der Zellen beobachten, zum zweiten kann man Co-Kulturen mehrerer Zellen – das sind also mindestens 2 Zellsorten, die in einem Zuchtgefäß zusammen gehalten werden – in Anwesenheit derselben zu untersuchenden Substanzen betrachten und drittens kann man z. B. solchen Zellkulturen Schürfwunden beibringen, indem man breite Bereiche aus konfluenten Zell-Layern herausschabt und somit das Verhalten dieser Mono- oder Co-Kulturen unter Wundsituationen betrachtet. Längs der Schürfwunden kann man dann eine Steigerung der zellulären Proliferationstätigkeit beobachten, die Ausdruck des Zellbemühens ist, diese Wunden wieder zu verschließen.

Methode

Wir haben zur Untersuchung des Verhaltens von Zellen in Anwesenheit unterschiedlicher Fibrinkonzentrationen die vorn erwähnten Mono- und Co-Kulturen mit Wundsimulation benutzt. In Abb. 1 erkennt man die Experimentalanordnung, in der diese Versuche durchgeführt worden sind. Dazu sind in einem ersten Schritt in getrennten Kulturgefäßen auf vorbehandelten, rechteckigen Deckgläschen zum einen humane Endothelzellen aus Nabelschnurvenen und zum anderen humane Fibroblasten aus Vorhautpräparaten bis zum hochkonfluenten Zustand gezüchtet worden. Danach wurde den Zellkulturen mit sterilen Klingen jeweils eine 5 mm breite Schürfwunde zugefügt.

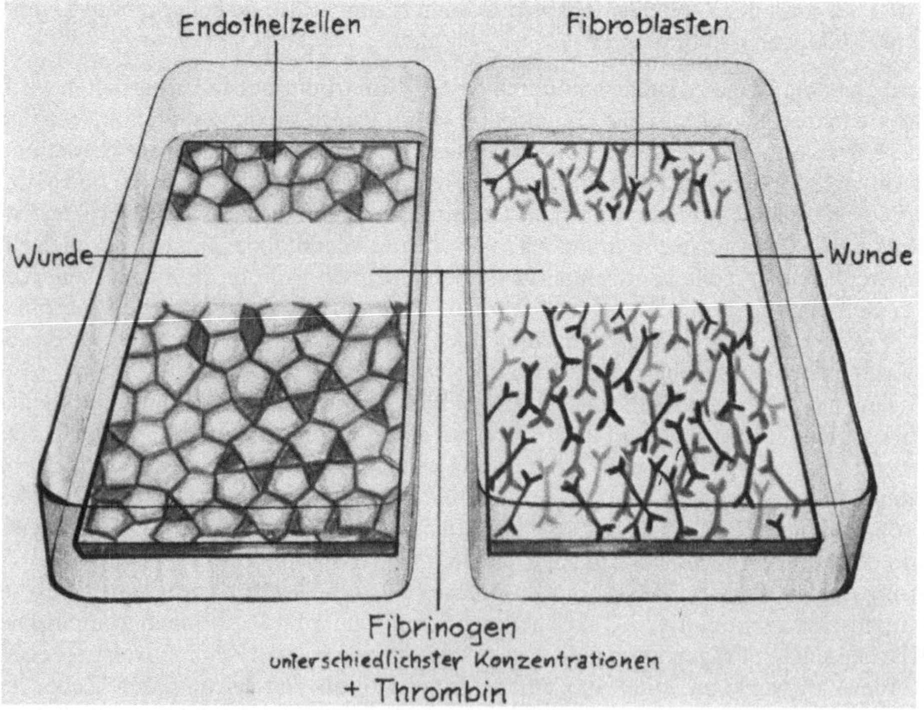

Abb. 1. Experimentalanordnung (Erläuterungen s. Text)

Nun wurde alternierend in die Schürfwunde der Endothelkultur und die der Fibroblastenkultur aktivierter Fibrinkleber Tissucol 2,0 appliziert und beide Wundregionen so übereinandergeklappt, daß die beiden Zellsorten unmittelbar aneinandergrenzten. Dieser Zellsandwich wurde anschließend in ein gemeinsames Kulturgefäß gebracht. Die Untersuchungen erfolgten mit Fibrinogenkonzentrationen von 2 mg/ml, 4 mg/ml und 10 mg/ml. Für diese Konzentrationsreihe wurden unterschiedliche Anteile des Fibrinklebers in einem Zellkulturmedium gelöst, mit Aktivator (Thrombin S) versehen und dann in Minutenfrist auf die Schürfwunde der Zellkultur gegeben. 48 Stunden nach Inkubation mit aktiviertem Fibrin wurden die Kulturen abgebrochen und der Auswertung zugeführt. Dazu werteten 3 Personen unter dem Mikroskop bei 20facher Vergrößerung im Wundbereich je 40 Blickfelder aus. Als Kontrolle dienten die vorn erwähnten in Monokulturen applizierten Fibrinogenkonzentrationen. Nach einer Inkubationsdauer von 48 Stunden wurden diese Zellen mit einem EDTA-Trypsingemisch abgelöst und im Coulter-Counter gezählt.

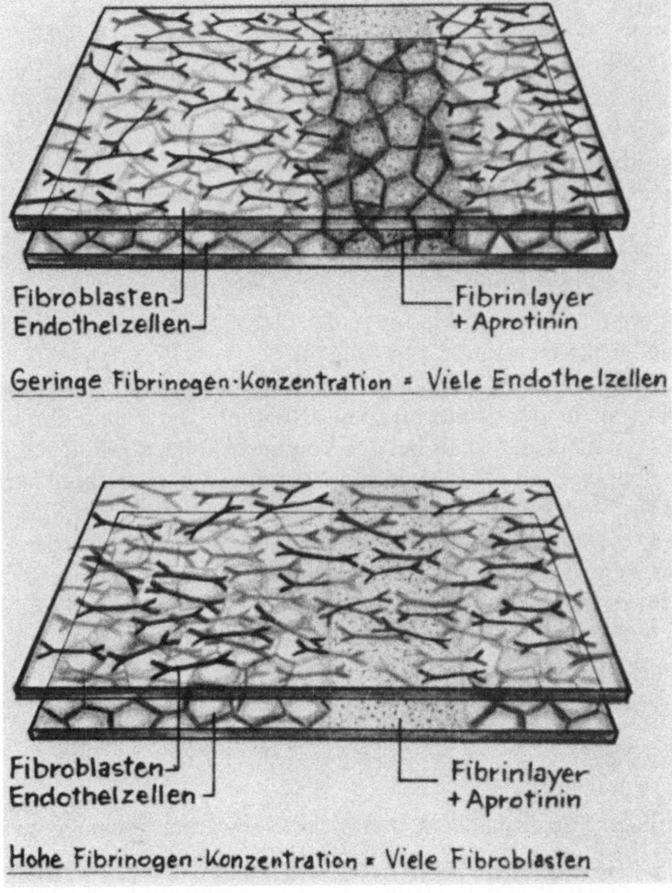

Abb. 2. Effekte bei geringer (oben) und bei hoher (unten) Fibrinogenkonzentration auf das Wachstum von Endothelzellen und Fibroblasten

Ergebnisse

Die wesentlichen Effekte obigen Experiments sind bildhaft in Abb. 2 zusammengefaßt. Man erkennt, daß es bei der niedrigen Konzentration von 2 mg Fibrinogen pro
ml Medium in 48 Stunden eher zum Schluß der Endothelzellwunde als zum Schluß der
Fibroblastenwunde kommt. Umgekehrt erkennt man bei der hohen Konzentration
von 10 mg Fibrinogen pro ml, daß hier die Fibroblasten in 48 Stunden eher die Wunde
schließen, als die Endothelzellen.
Im Phasenkontrastmikroskop kann man das Geschehen in der Wundzone sowohl in
der Ebene der Fibrozyten als auch in der Ebene der Endothelzellen verfolgen. Dieses
ist einfach möglich durch Veränderung der Focusebene am Mikroskop. In den Abb.
3a und 3b erkennt man den identischen Ausschnitt aus einer Wundzone bei einer
Fibrinogenkonzentration von 4 mg/ml. Mit dem Focus in der Fibrozytenebene
erkennt man deren überaus dichte Konfiguration, während man bei Einstellung des
Focus auf die endotheliale Ebene eine wesentlich geringere Proliferation verzeichnet,
die jedoch vergleichsweise als gut zu bezeichnen ist.
In Abb. 4a erkennt man bei der Fibrinogenkonzentration von 2 mg/ml in der
Fibroblastenebene, daß hier nur eine residuale fibroblastäre Vermehrung stattgefun-
den hat. Sieht man jedoch auf die endotheliale Ebene (Abb. 4b), so stellt man fest,
daß die Endothelzellen in Gegenwart der Fibroblasten mit dieser geringen Fibrinogenkonzentration wesentlich besser operieren können. Überaus auffällig ist das
Ergebnis der endothelialen Monokultur unter dieser geringen Fibrinogenkonzentra-
tion. Wie in Abb. 4c dargestellt, kommt es bei dieser Konzentration in 48 Stunden zur
Ausprägung eines dichten endothelialen Layers. In der Monokultur ist die Gesamt-
zahl der Endothelzellen unter niedriger Fibrinogenkonzentration nach 48 Stunden
etwa doppelt so groß wie unter der als Bezugskonzentration gewählten mittleren
Fibrinogenkonzentration von 4 mg/ml.
Ein völlig anderes Verhalten der Co-Kulturen zeigt sich bei Applikation von
Fibrinogen in der Konzentration 10 mg/ml. Bei einem Proliferationsniveau, das
insgesamt niedriger ist als bei der Vergleichskonzentration von 4 mg/ml, sind es hier
ganz überwiegend die Fibroblasten, die den Wundverschluß herbeiführen (Abb. 2).
In Abb. 5a erkennt man in der Ebene der Fibroblasten, daß vom Wundrand her
kräftige Zellkeile in das Wundgebiet vorgeschoben werden. Verlagert man die
Focusebene (Abb. 5b) in die Ebene der Endothelzellen, stellt man fest, daß es hier
nur zur residualen Proliferation von Endothelzellen kommt. Fibroblastäre Kontroll-
kulturen unter dieser Konzentration zeigen bei insgesamt herabgesetztem Niveau
einen relativ dichten Zell-Layer (Abb. 5c).

Diskussion

Man kann also feststellen, daß es konzentrationsabhängig zu einer Reaktion der
unterschiedlichen Zellkompartimente in der Co-Kultur mit dem Fibrin kommt. Es ist
nun die Frage zu stellen, ob diese Ergebnisse insofern in die Praxis umgesetzt werden
können, daß die unter geeigneten Umständen lokal fixierte Fibrin- bzw. Fibrinogenkonzentration zu einem zellulären Reaktionsausmaß in gewünschtem Umfang führt.
Es sollte jedoch auch auf die Möglichkeit der immunologischen Reaktion hingewie-

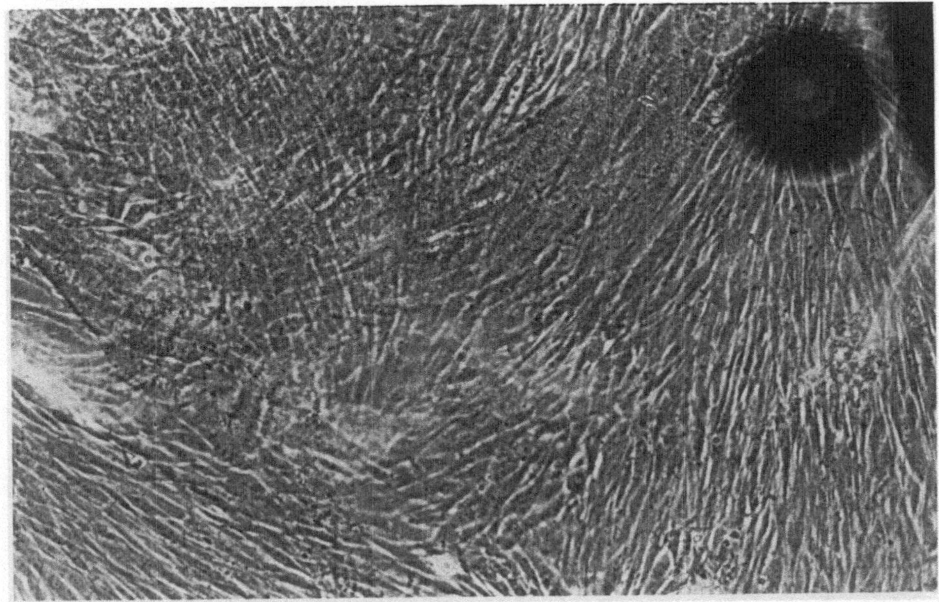

3a

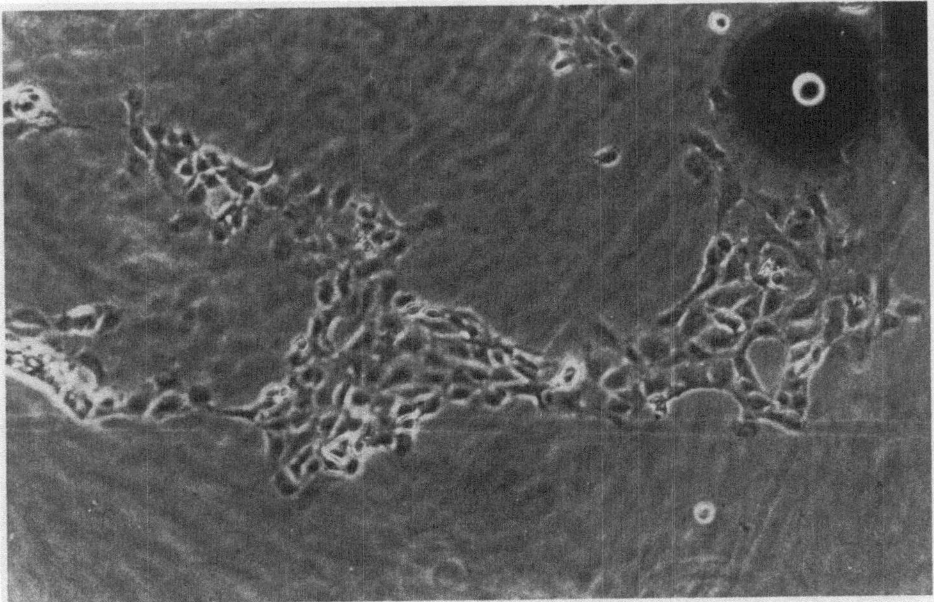

3b

Abb. 3a u. b. Ausschnitt aus der Wundzone bei Applikation einer hohen (4 mg/ml) Fibrinogen-Konzentration. **a** Die Fibrozytenebene läßt eine dichte Zellpopulation erkennen; **b** Die Endothelzellen weisen eine geringere Proliferation auf

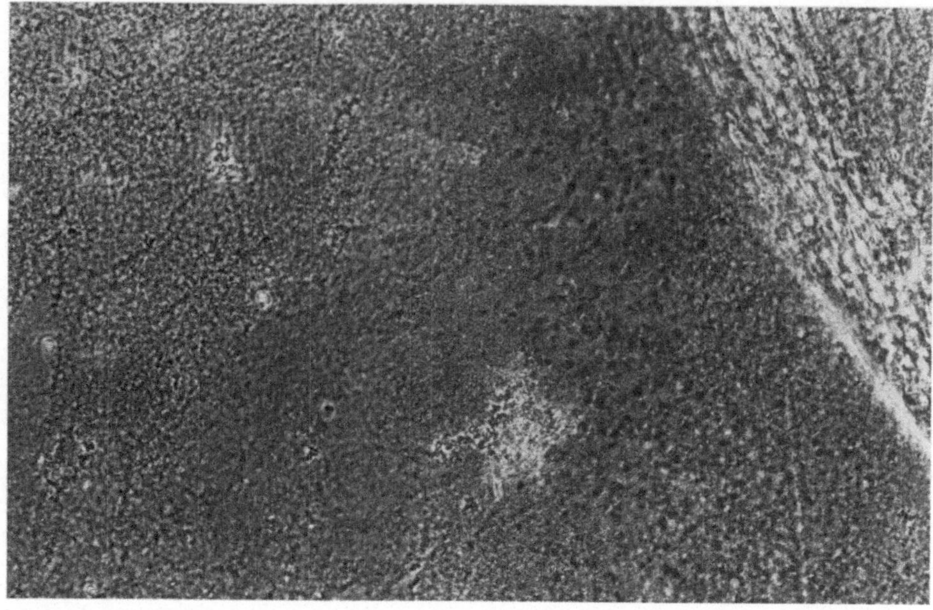

4a

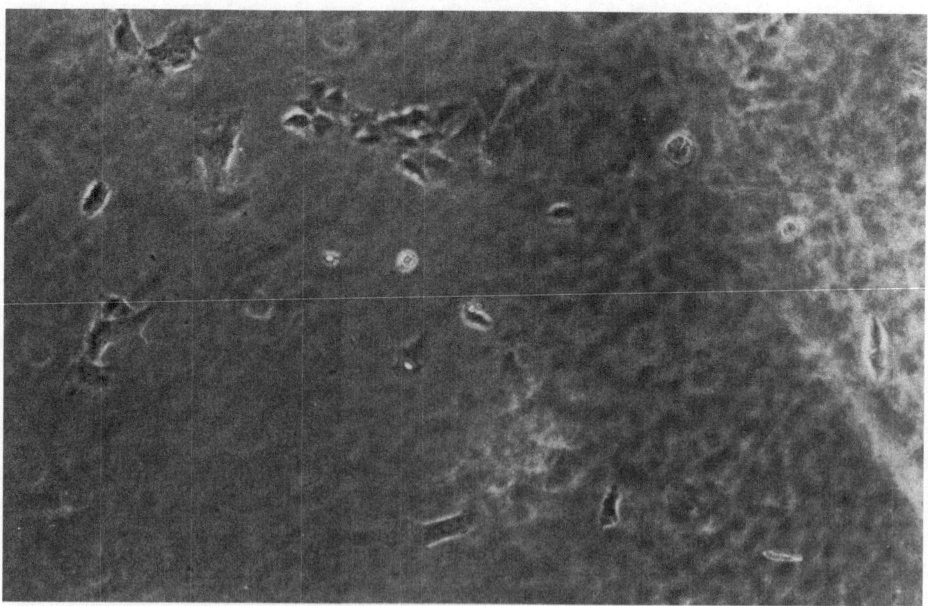

4b

Abb. 4a–c. Ausschnitt aus der Wundzone bei Applikation einer geringen (2 mg/ml) Fibrinogen-Konzentration. **a** Residuale Fibroblasten-Proliferation; **b** Sehr gute Endothelzell-Proliferation; **c** Ausprägung eines dichten endothelialen Layers nach 48 Stunden

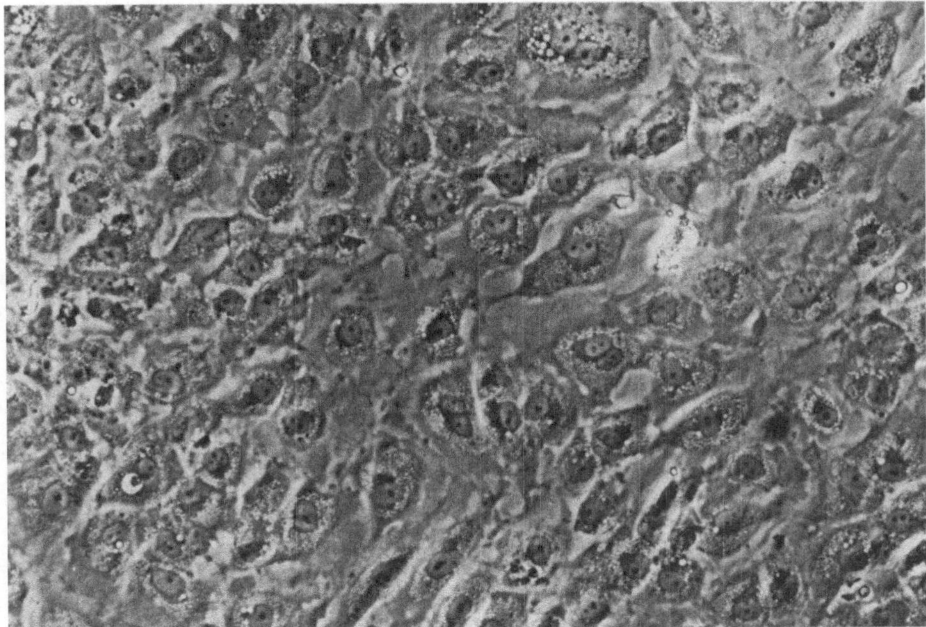

4c

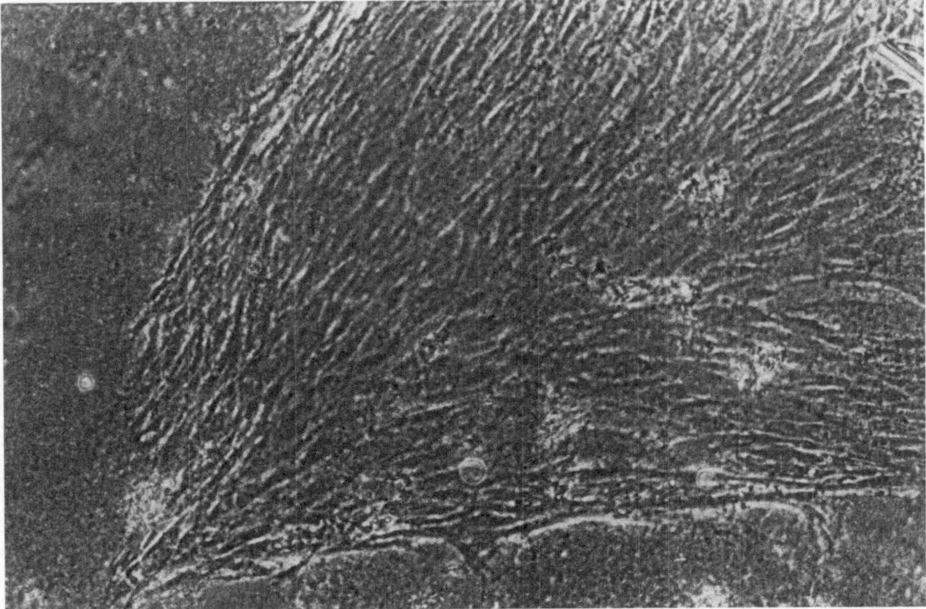

5a

Abb. 5a–c. Ausschnitt aus der Wundzone bei Applikation von Fibrinogen in einer Konzentration von 10 mg/ml. **a** Kräftige Fibroblasten-Proliferation; **b** Residuale Endothelzell-Proliferation; **c** Die Fibroblasten-Kontrollkultur zeigt einen relativ dichten Zell-Layer

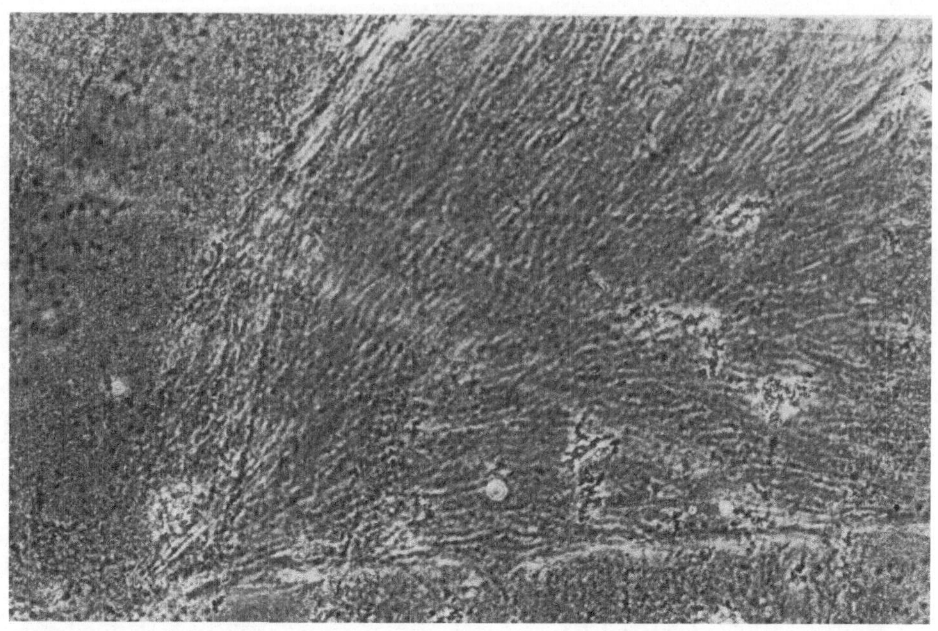

5b

(Legende s. S. 19)

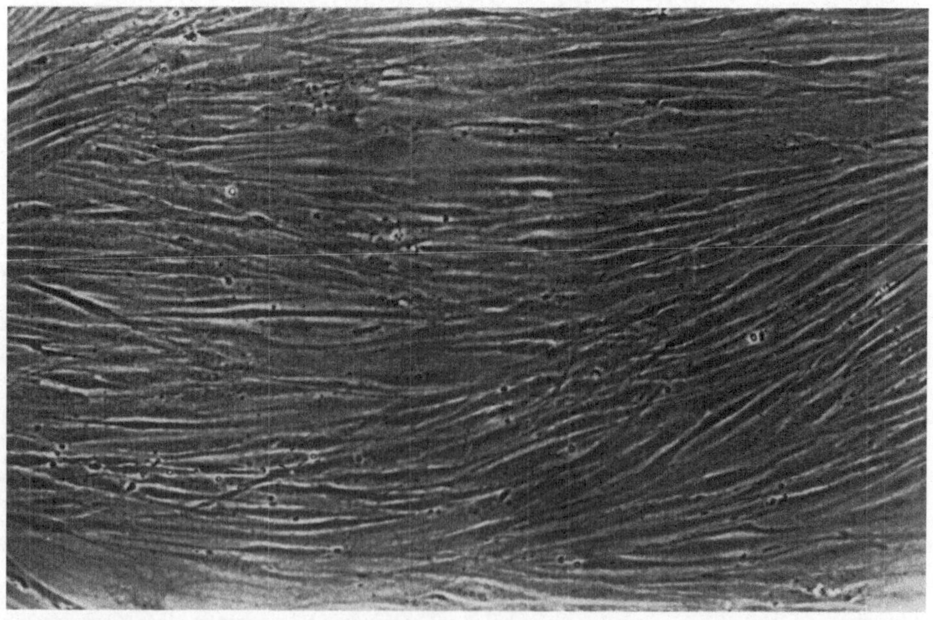

5c

(Legende s. S. 19)

sen werden. Es liegen Befunde vor, die mit Dr. Elies aus der Abteilung HNO der RWTH Aachen an Innenohrpräparaten erhoben wurden, die zeigen, daß es nach Fibrinkleberapplikation zu ausgedehnten Infiltraten mit Bildung von Fremdkörperriesenzellen kommen kann.

Zusammenfassung

Zusammenfassend kann man sagen, daß aus zellbiologischer Sicht das Fibrin die Möglichkeit bietet, Zellreaktionen bestimmten Ausmaßes hervorzurufen. Dabei sollten diese Zellreaktionen natürlich wünschenswert sein. Wie die Ergebnisse dieser Arbeit gezeigt haben, wird die Reaktion einer Zellart offensichtlich durch das Vorhandensein anderer Zellarten moduliert. Es sind daher erhebliche Anstrengungen zu unternehmen, die Reaktionen komplexer Co-Kulturen auf differente Fibrinogen/Fibrinkonzentrationen zu untersuchen. Nach unserer Ansicht bietet sich damit die Möglichkeit, Wundheilungsreaktionen durch Applikation von Fibrinkleber im gewünschten Ausmaß zu beeinflussen.

Literatur beim Verfasser

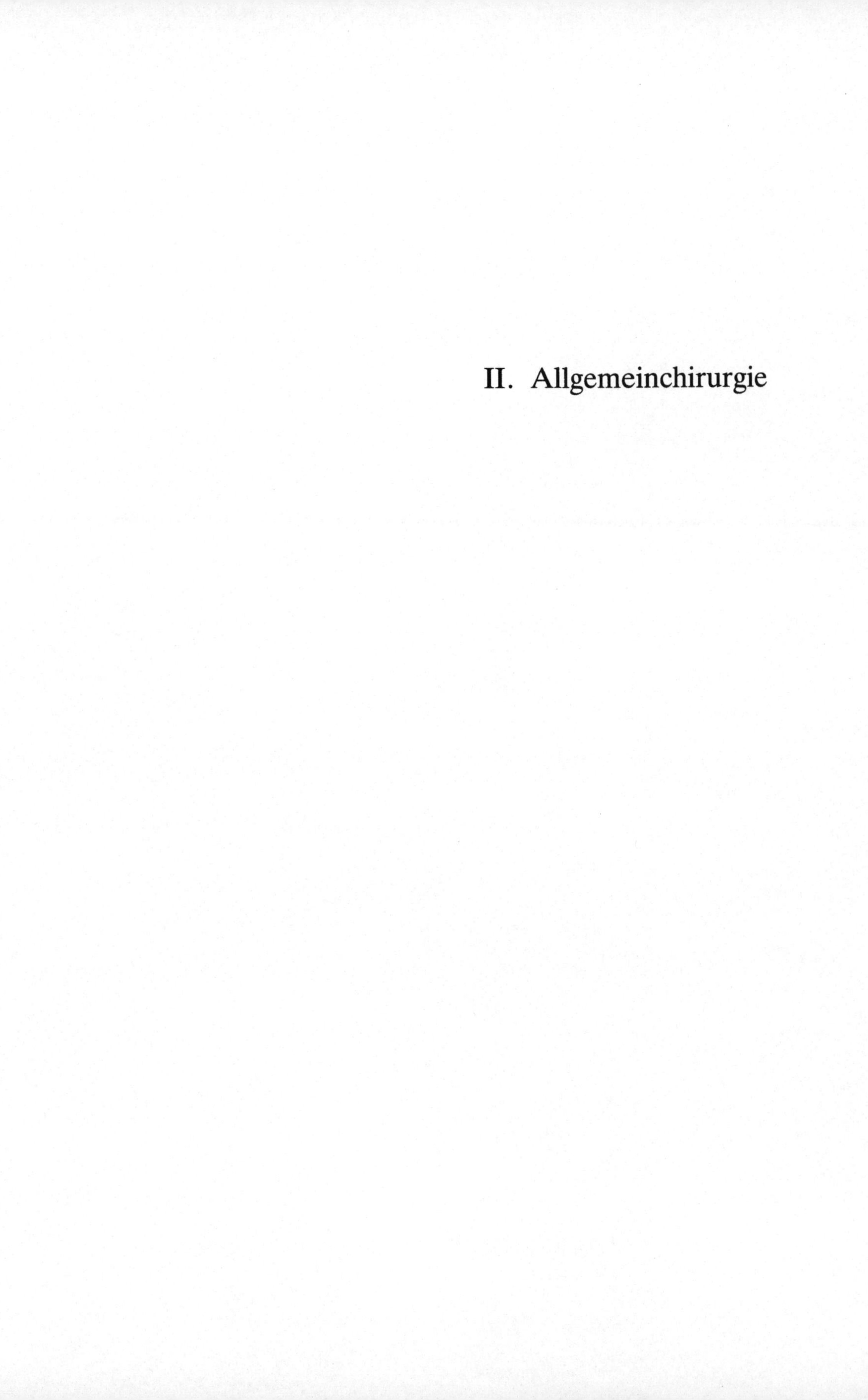

II. Allgemeinchirurgie

Die endoskopisch therapeutische Anwendung des Neodym-YAG Lasers im Gastrointestinaltrakt

P. Kiefhaber, K. Kiefhaber, F. Huber und G. Nath

Innere Medizin, Stadtkrankenhaus, Cuno-Niggl-Straße 3, 8220 Traunstein

Die endoskopisch therapeutische Anwendung des Neodym-YAG Lasers im Gastrointestinaltrakt umfaßt gegenwärtig folgende Indikationsgruppen:
- Die akute gastrointestinale Blutung
- Potentielle Blutungsquellen
- Palliative Bestrahlung von Karzinomen
- Kurative Bestrahlung von sessilen, neoplastischen Polypen
- Eröffnung peptischer Stenosen und narbiger Anastomosenstenosen.

Die akute gastrointestinale Blutung

Die klinische Erfahrung in der Behandlung der akuten gastrointestinalen Blutung, die vorwiegend von Chirurgen gemacht wurde, gipfelt in der Einsicht, daß Eile geboten ist und keine Zeit mit unnötigen diagnostischen Maßnahmen verloren werden darf [11]. „Wer schnell hilft, hilft doppelt" [1], weil durch einen schnellen Verschluß der Blutungsquelle größere Blutvolumenverluste vermieden werden, hierdurch der „circulus vitiosus" des Schockgeschehens frühzeitig unterbrochen und damit das Eintreten irreversibler Schockzustände verhindert wird [29].
Die Gefahr bei der Behandlung der akuten gastrointestinalen Blutung wird durch die Angabe der Gesamtletalität, die in einigen Arbeiten englischer und amerikanischer Autoren bei 10% liegt, nur unzureichend aufgezeigt, weil in diesen Zahlen auch alle die Patienten enthalten sind, deren Blutung ohne jede Therapie zum Stillstand kam [15, 34 44]. Berichte von Chirurgen hingegen, die Patienten wegen akuter oder rezidivierender Blutung operieren mußten, zeigen Sterblichkeitsziffern auf, die bei den Varizenblutungen bis zu 80% und bei der Ulkusblutung meist infolge Spätzuweisung und -versorgung bis zu 65% betragen [9, 10, 12, 16, 34, 48].
Der Chirurg Ritter von Nußbaum, München, sagte vor 100 Jahren: „Es gibt kein besseres und sichereres Blutstillungsmittel, als das Loch, wo das Blut herausläuft, ... zuzuhalten" [33]. Die Tatsache, daß dieses Zitat mit besonderer Vorliebe von modernen Hämostaseologen gebraucht wird, soll aufzeigen, daß die medikamentöse Behandlung und die Substitution von Gerinnungsfaktoren sowie intakten Thrombozyten allein nicht ausreichen, um bei massiven oder rezidivierenden gastrointestinalen Blutungen eine zuverläßige Blutstillung herbeizuführen [46, 47, 52].
Von allen endoskopischen Blutstillungsmethoden, wie der Sklerosierung [2, 3, 37, 38, 52] oder Umspritzung [49], der mono- oder bipolaren Elektrokoagulation [8, 14, 27, 28, 36, 53] mit oder ohne Wasserstrahl oder der heater-probe [40], besitzt der Nd: YAG Laser den Vorteil der berührungslosen Energieübertragung, einer kalkulierba-

Neue Techniken
in der operativen Medizin
Hrsg. von M. Reifferscheid
© Springer-Verlag Berlin Heidelberg 1986

ren, aber ausreichenden Eindringtiefe der Gewebekoagulation und vor allem der Erzeugung einer leimartigen Eiweißkoagulationsschicht, die den blutenden Defekt sicher verschließt [22, 23]. Aufgrund dieser Eigenschaften und der guten endoskopischen Handlichkeit werden mit dem Nd: YAG Laser nicht nur bei Varizenblutungen, sondern auch bei Blutungen aus peptischen Läsionen die höchsten primären Blutstillungsraten erzielt.

Technik und Methode

Zum Verschluß von Blutungsquellen haben sich Laserausgangsleistungen eines Nd: YAG Lasers* von 80–90 W und Pulse von 0,5 sec Dauer als optimal erwiesen. Bei Verwendung eines speziellen, dreikanaligen Endoskops [30] (TGF-2DL)** mit fest eingebauter Lasertransmissionsfaser*** [31, 32], konnten wesentlich bessere Ergebnisse erzielt werden als bei Verwendung von Routineendoskopen in Kombination mit der CO_2-gasassistierten Schiebefaser (MBB, München). Das 3kanalige TGF-2DL besitzt im Gegensatz zu normalen Endoskopen einen separaten großen Absaug- und Instrumentierkanal, ferner den mit einem auswechselbaren Quarzfenster verschlossenen Kanal für die trikonische Quarzfaser sowie einen dritten, dünnen Kanal für einen koaxialen CO_2-Gas- oder wechselweise einsetzbaren Wasserstrahl. Die Spülung des Laserfensters erfolgt gemeinsam mit dem der Optik. Mit dem TGF-2DL und der fest eingebauten Quarzfaser ist nicht nur das Zielen und die Abstandshaltung, infolge des geringeren Divergenzwinkels des austretenden Laserstrahls, erleichtert, sondern auch ein schnelleres Verschließen der Blutungsquelle, aufgrund des größeren Strahlquerschnitts bei minimalem Abstand, möglich (Abb. 1) .

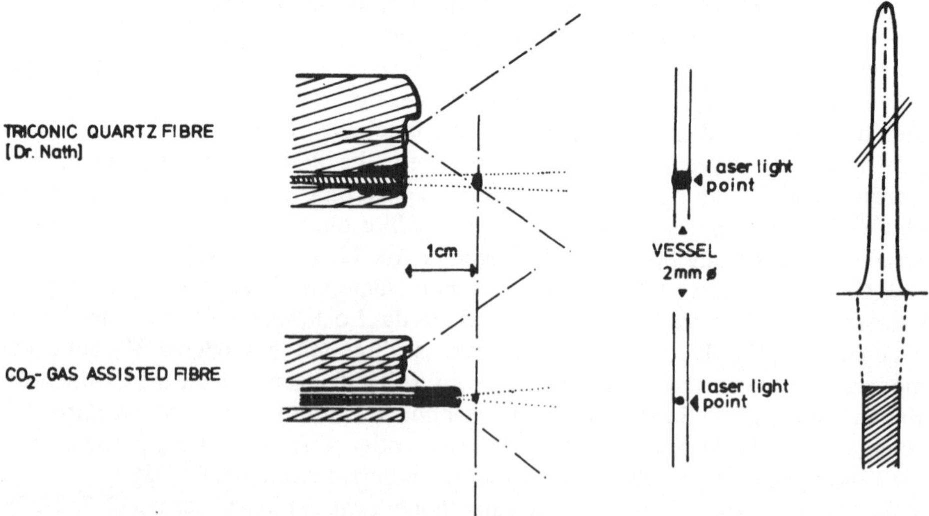

Abb. 1. Vergleich der Divergenzeigenschaften der trikonischen und der CO_2-gasassitierten Faser unter endoskopischen Bedingungen, bei gleichem Abstand von der Blutungsquelle, im Hinblick auf die Koagulationseigenschaften

---

* λ = 1,06 µm, Medilas, MBB, München
** Olympus, Tokyo
*** trikonische Quarzfaser von Dr. Günther Nath, München

Parallel zur Laserkoagulation ist jedoch neben der Behandlung und Überwachung des Kreislaufs, der Vermeidung von Aspirationen, vor allem die Therapie der gestörten Hämostase notwendig [22, 23, 46, 47]. Nach Gabe von frischem Warmblut zum Ausgleich der häufig bestehenden Thrombozytenaggregationsstörungen und durch die Gabe von lyophilisiertem oder fresh frozen Plasma, notfalls ergänzt durch die Infusion von Prothrombinkomplex, Antithrombin III und dem Faktor XIII (pro Dosis jeweils 1500 Einheiten) [23, 46, 47], wird nicht nur eine bessere Blutstillung mit weniger Laserpulsen, sondern vor allem eine Reduzierung der Blutungsrezidive erreicht. Mit diesem Vorgehen konnten die Blutungsrezidive bei Varizen von 33% auf 20% und bei akuten Ulzera von 29% auf 14% gesenkt werden.

Durch eine kontrollierte Studie von W. Londong u. Mitarb. [24, 25] wurde gezeigt, daß die Blutungsrezidivrate nach Laserblutstillung durch Hemmung der Magensäuresekretion mittels Gabe von H_2-Rezeptorenblockern und Pirenzepin, im Gegensatz zur Alleinmedikation dieser Substanzen, signifikant reduzierbar war.

Ergebnisse

Bei 2408 Notfallendoskopien (nach Hämatemesis, Blut- oder Teerstühlen innerhalb der vorausgegangenen 24 Stunden) fanden sich 1058 (= 45%) akute Blutungen entsprechend dem Stadium Forrest I. Dieser hohe Prozentsatz von 45% an akuten Blutungen beruht auf den Zuweisungen meist vorendoskopierten Patienten aus über 30 Kliniken der näheren und weiteren Umgebung. Von diesen 1058 akuten Blutungen konnten 996 (= 94%) bei einem nicht ausgewählten Patientengut verschlossen werden. Endoskopisch nicht einstellbare Blutungsquellen sowie Maschinendefekte wurden in der Versagerquote mitgerechnet. Der schlechte Zustand der Patienten, die meist erst mit dem 2.–5. Blutungsereignis geschickt wurden, wird durch die hohe Rate eines bereits manifesten Schocks (505mal Schockindex von Allgöwer über 1), von Überschreitungen der Bluttransfusionsionsmenge von 1500 ml innerhalb von 12 Stunden (336mal) sowie eines abgesunkenen Hämoglobinspiegels unter 8 g% (331mal) belegt.

Das Alter der Patienten lag insgesamt in 51% über dem 60. Lebensjahr.

Die mit dem Nd-Yag-Laser erfolgreich verschlossenen Blutungen beinhalteten:

203 Blutungen aus Ösophagus- und Magenvarizen (Abb. 2, 7)

125 Mallory-Weiss Rißblutungen (Abb. 3)

564 Ulkusblutungen, wobei die Blutungen aus Karzinomen mit eingeschlossen sind (Abb. 4, 8)

 87 Blutungen aus multiplen Erosionen, multiplen Osler Hämangiomen oder Angiodysplasien sowie

 17 Blutungen im Kolon.

Bei blutenden Ösophagus- und Magenvarizen betrug die primäre Blutstillungsrate mit dem Laser 92% (203/219). In den vergangenen 5 Jahren wurde nach der erfolgreichen Laserkoagulation der akuten Blutung in der gleichen Sitzung mit der Sklerosierungsbehandlung begonnen. Dabei kam es jedoch mehrfach zu massiven Blutungen aus den Stichkanälen (Abb. 7) oder auch nachfolgend aus den sog. Sklerosierungsulzera, die dann wiederum mit dem Nd: YAG Laser verschlossen

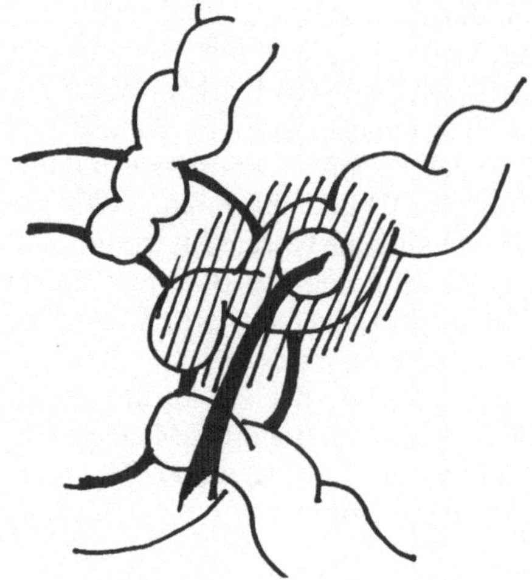

Abb. 2. Schematische Darstellung einer Ösophagusvarizenblutung: zunächst sollten die blutzuführenden Varizenanteile aboral, oral und lateral koaguliert werden (schraffierter Bezirk) und dann erst der blutende Defekt selbst

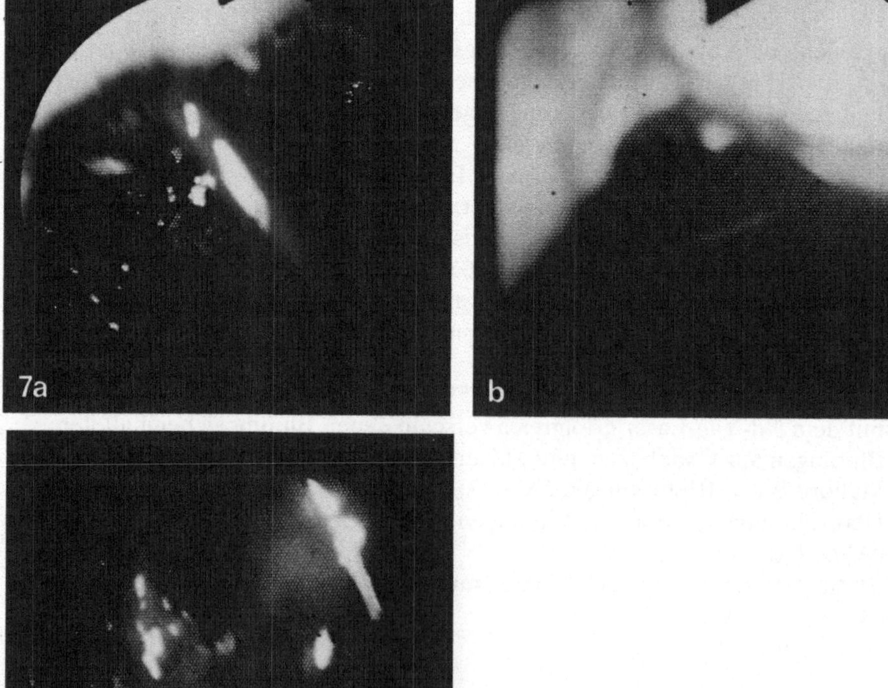

Abb. 7a–c. *Varizenblutung.* Massive Blutung aus einem Stichkanal nach Sklerosierung; vor **(a)** und nach **(b)** Nd: YAG Laserkoagulation; **(c)** die koagulierte Blutungsquelle subkardial in der Inversionsansicht

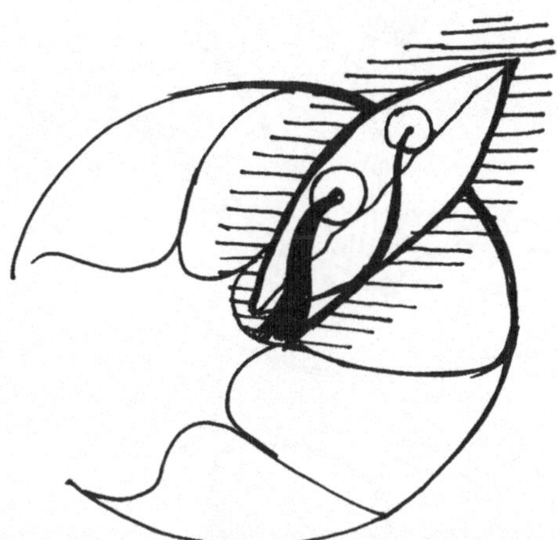

Abb. 3. Schematische Darstellung einer
Mallory-Weiss Rißblutung: zunächst sollten die
Schleimhautränder des Risses (schraffierter
Bezirk) und dann erst die Blutungsquellen
selbst koaguliert werden

werden mußten. Mit der Laserblutstillung kann man auf das Einlegen von Ballonsonden fast immer verzichten.

Rezidivblutungen aus vorwiegend neuen Defekten wurden in 32% (48/150) beobachtet. Wie erwähnt ließ sich diese Rate mit Gabe von frischem Warmblut, fresh frozen oder lyophilisiertem Plasma, unter Umständen zusätzlich mit Gerinnungsfaktoren, auf 20% senken. Blutungsrezidive ließen sich jedoch nicht gänzlich vermeiden, da bei einzelnen Patienten die Gabe von Antibiotika indiziert war, die eine erneute Gerinnungsstörung hervorriefen [4]. Zwei Perforationen mußten hingenommen werden. Die Weiterbehandlung nach erfolgreicher Blutstillung mit dem Laser besteht in der konsequenten Sklerosierungsbehandlung mit Polidocanol (0,5% und 1%). Auf Shunteroperationen wurde in den letzten 5 Jahren verzichtet. Drei Mal erfolgten jedoch Sperroperationen.

Mit diesem Vorgehen ließ sich die Klinikletalität von anfänglich 70% auf 40% (24/60) vermindern. Die Reduktion der Letalität im Stadium Child A + B gelang von 43% auf 3,1% (1/33).

Die Einteilung der blutenden Ulzera in akute und chronische Ulzera erfolgte entsprechend der Einteilung des chirurgischen Krankengutes von G. Feifel, der 1975–1979 einer der chirurgischen Partner an der Universität München war [9, 10, 19]. Diese Einteilung war in einzelnen Fällen nicht ohne Probleme. Die Entscheidung war jedoch wegen des einzuschlagenden therapeutischen Weges sinnvoll. Hierdurch konnten außerdem bei dem gemeinsamen Patientengut Vergleiche zwischen ausschließlich chirurgisch versorgten Patienten, ausschließlich mit dem Laser und kombiniert behandelten Patienten angestellt werden.

Zu den blutenden akuten Ulzera zählten frisch aufgetretene Ulzera des Ösophagus, des Magens und des Duodenums, deren Entstehung durch Streß, schwere Allgemeinerkrankungen, medikamentöse oder operative Komplikationen, Magensonden oder auch durch Arteriendruck (Ulkus simplex Dieulafoy) bedingt waren.

Zur Gruppe der chronischen Ulzera wurden diejenigen gezählt, die im Rahmen einer jahrelangen Ulkusanamnese entstanden waren, einen dicken Randwall hatten oder in narbigen Bereichen lagen.

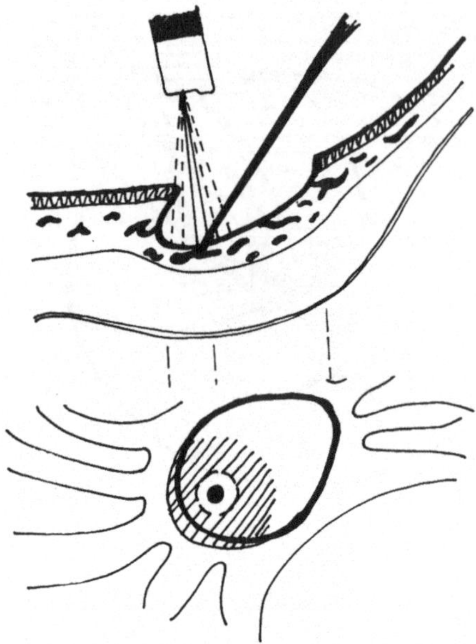

Abb. 4. Schematische Darstellung eines arteriell blutenden, spritzenden Ulkus: zunächst sollten die in der Submukosa blutzuführenden Gefäße verschlossen werden (schraffierter Bezirk) und dann erst das blutende Gefäß selbst

Die primäre Blutstillungsrate im Stadium Forrest I a + b betrug bei den blutenden akuten Ulzera 92% (425/462) und bei den blutenden chronischen Ulzera 96% (97/ 101).

Die Blutungsrezidivrate lag bei den akuten Ulzera, mit der meist zugrundeliegenden Gerinnungsstörung, bei insgesamt 27% (87/322), konnte jedoch mittels Ausgleich der gestörten Hämostase auf 14% vermindert werden; bei den chronischen Ulzera lag sie bei 8% (7/86).

Perforationen nach Laserkoagulation wurden nur bei akuten Ulzera gesehen. Unter Einbeziehung der Fehler der Anfangszeit, in der die analogen Defekte in einzelnen Fällen zu kurzfristig hintereinander oder auch mit zu hohen Laserleistungen koaguliert worden waren, beträgt die Perforationsrate bei den blutenden Ulzera insgesamt 1,7% (10/563). Im gleichen Zeitraum wurden jedoch 18 Spontanperforationen bei blutenden und nicht blutenden akuten Ulzera gesehen, ohne daß eine Laserkoagulation vorausgegangen war.

Die weitere Behandlung im Fall der akuten Ulzera sollte nach erfolgreicher Blutstillung möglichst konservativ sein. Ausnahmen hiervon stellen große und tiefgreifende Defekte sowie solche mit dicken arteriellen Gefäßstümpfen dar. Diese sollten im blutungsfreien Intervall operiert werden.

Bei den chronischen Ulzera hingegen sollte nach der erfolgreichen Blutstillung mit dem Laser die Operation zur Sanierung des Ulkusleidens angestrebt werden.

Nachfolgende Operationen ließen sich in den letzten 5 Jahren aufgrund strengerer Indikationsstellung bei den akuten Ulzera von anfänglich 30% auf 15% senken. Bei den chronischen Ulzera sank die Zahl der nachfolgenden Operationen ebenfalls, von 50% auf 30%, da die Patienten die Gründe für die Notwendigkeit einer Operation nicht einsehen wollten.

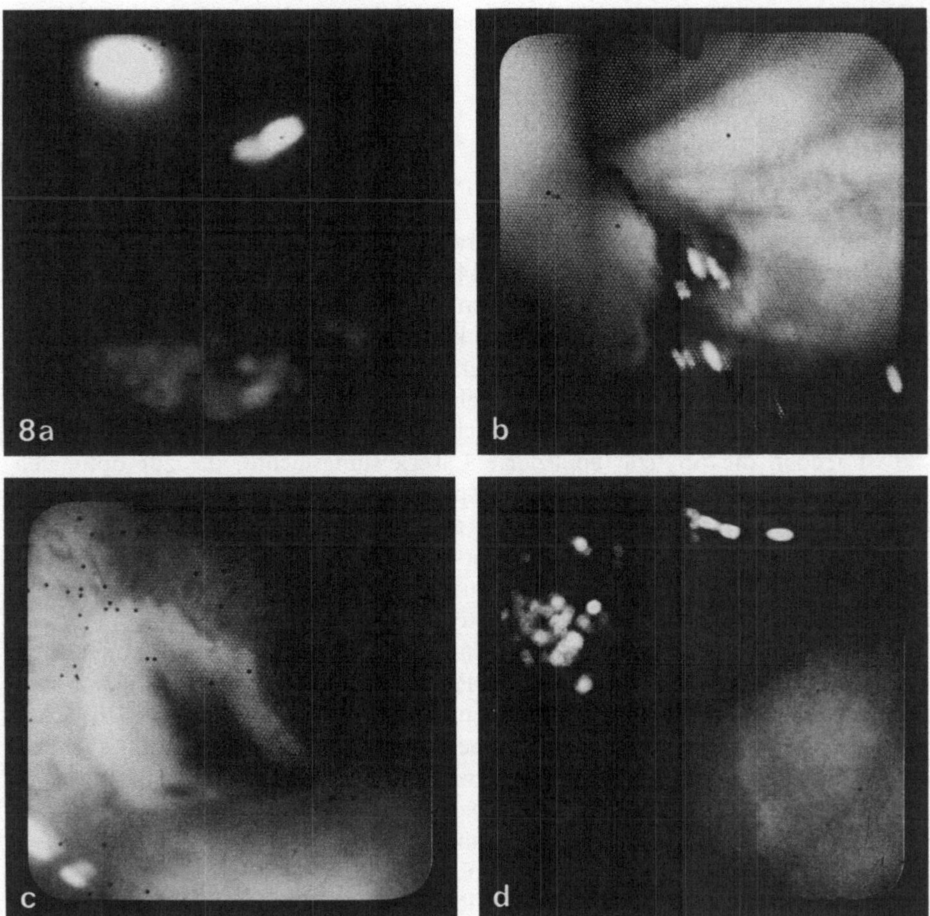

Abb. 8a–d. *Ulkusblutung.* Arteriell blutendes, akutes Ulkus im Blubus duodeni bei einem 36jährigen Patienten nach Ersatz von 2 Herzklappen, am 6. postoperativen Tag, vor **(a)** und nach **(b)** Nd:YAG Laserkoagulation, nach 14 Tagen **(c)** und nach 4 Wochen der vollständig abgeheilte Defekt **(d)**

Die Letalität bei Patienten mit blutenden akuten Ulzera lag in den Jahren 1969–77 bei ausschließlich chirurgischer Therapie ohne Berücksichtigung der Verschleppungszeit bei 58% (76/131) [19, 21, 23]. Mit Einsatz des Nd:YAG Lasers, der meist als Erstbehandlung eingesetzt wurde, konnte diese Zahl von 1975–79 zunächst auf 33,8% und seit 1980 auf 24% (31/128) gesenkt werden. Die Todesursache dieser 31 verstorbenen Patienten war nur in 3 Fällen ein protrahiert hämorrhagischer Schock, teils mit Aspirationspneumonie; bei allen anderen Patienten, die während des stationären Aufenthalts verstarben, lagen nicht therapierbare Grunderkrankungen vor. Die Letalität bei Patienten mit blutenden chronischen Ulzera, die ausschließlich chirurgisch versorgt worden waren, betrug während desselben Zeitraums von 1969–77, 15% (12/78) bei der Vagotomie und 25% (26/102) bei der Resektion. Mit Einsatz des Lasers lag diese Zahl von 1975–79 bei 3,4% und seit 1980 bei 0% (0/28). Die zwei verstorbenen Patienten dieser Gruppe waren bereits im protrahierten

Schock und mit vorausgegangener Aspirationspneumonie geschickt worden [19, 22, 23].

Diskussion

Die endoskopische Nd: YAG Laserkoagulation stellt mit einer 94%igen primären Blutstillungsrate die wirksamste und außerdem für alle Blutungsarten und -quellen einsetzbare endoskopische Methode dar [14, 22, 23, 27, 28, 36, 37, 42, 52, 53]. Die im Laufe der Jahre veränderten Angaben von Laserausgangsleistung und Pulsdauer beruhen auf der Weiterentwicklung der Lasergeräte mit zunehmend höheren Leistungen [17, 23]. Weiterhin ist mit Verwendung verschiedener Lasertransmissionsfasern, mit unterschiedlichen physikalischen Eigenschaften und technischen Voraussetzungen, eine Angleichung erforderlich gewesen. Das Wesentliche ist jedoch die pro cm^2 applizierte Laserleistungsdichte, die zur optimalen Koagulation führt; d.h., daß auch bei spritzenden Blutungen sind nur wenige Laserpulse zur sicheren Blutstillung, mit möglichst geringer, aber ausreichender Koagulation des umgebenden Gewebes, notwendig [17, 22, 23]. Klinisch unterschiedliche Ergebnisse hinsichtlich der Rezidivblutungen beruhen zum Teil auf einer nicht ausreichenden Beachtung der Hämostasestörungen.
Kontrollierte klinische Studien von Th. Ihre und J. Escourrou [7, 13] konnten im Gegensatz zu denen von I. MacLeod, P. Rutgeerts und C. Swain, P. Salmon und S. Bown bei der Behandlung von blutenden Patienten keine Vorteile der Nd: YAG Laserkoagulation im Vergleich zu Notoperationen aufzeigen. Allerdings fehlten wesentliche technische Voraussetzungen, wie eine ausreichende Laserleistung und der Einsatz des periaxialen CO_2-Gases bei spritzenden Blutungen. I. MacLeod, P. Rutgeerts und C. Swain, P. Salmon und S. Bown hingegen sahen bei ihren klinischen Studien mit Einsatz des Nd: YAG Lasers eine signifikante Verminderung der Rezidivblutungen und der erforderlichen Notoperationen im Vergleich zu Kontrollen [26, 41, 50, 51].
Eine kontrollierte, randomisierte Studie von C. Swain, P. Salmon und S. Bown für Patienten im Blutungsstadium Forrest II, bei dem sog. „visible vessel", wies ebenfalls signifikante Unterschiede in der Zahl der Rezidivblutungen, erforderlichen Notoperationen und Letalität gegenüber der Kontrollgruppe auf [42, 50, 51]. Die Durchführung kontrollierter Studien zum Nachweis der Effektivität war bei unserem Krankengut, das vorwiegend aus Risikopatienten (aus 30 verschiedenen Krankenhäusern) bestand, bei denen Operationen bereits abgelehnt worden waren, aus ethischen Gründen nicht möglich. Randomisierte, kontrollierte Studien erfordern immer ein ausgewähltes Krankengut, bei denen Patienten mit einem hohen Operationsrisiko von vornherein ausscheiden. Aber gerade für diese Patienten bringt die Nd: YAG Laserkoagulation erhebliche Vorteile. Die Anwendung bei unausgewählten Patienten stellt daher eine bessere Prüfung der Methode dar als kontrollierte Studien. Die Methode hat sich zudem in einer Reihe von Zentren zur Blutstillung eingeführt [5, 20, 43, 45]. So berichteten beispielsweise R. Dwyer, Los Angeles, H. Schönekäs, Nürnberg und R. Sander, München, über mehr als 1000 erfolgreich mit dem Nd: YAG Laser durchgeführte Blutstillungen [43, 45].

Potentielle Blutungsquellen

Potentielle Blutungsquellen, wie Osler Hämangiome oder Angiodysplasien können mit dem Nd: YAG Laser erfolgreich behandelt werden. Es sollen hiermit die Anämien, die aus den chronischen Blutungen resultieren, beseitigt werden, ohne daß ausgedehnte Resektionen vorgenommen werden müssen. Im oberen Gastrointestinaltrakt wurden auf diese Weise 16 Patienten, im unteren Gastrointestinaltrakt 27 Patienten behandelt.

Bei Laserkoagulationen im Caecum ist es jedoch ratsam das periaxiale Gas der Schiebefaser auf ein Minimum zu reduzieren, um Überdehnungen der Kolonwand und damit die Perforationsgefahr zu vermeiden.

Palliative Laserbehandlung von Karzinomen des oberen und unteren Gastrointestinaltraktes

Die Abtragung von Tumorgewebe mit dem Nd: YAG Laser erfordert höhere Leistungsdichten als sie zur Blutstillung verwendet werden. Diese Leistungsdichten sollen über die Koagulation hinaus zur Verdampfung und damit zur Abtragung des Tumorgewebes führen. Hierfür sind mehr als 1000 J/cm^2 erforderlich, während zur Koagulation von Blutungen die Energiedichten im Gewebe unter 1000 J/cm^2 liegen [22, 23].

Die Indikationen für die Laserbestrahlung von Tumoren im oberen Gastrointestinaltrakt sind neben der Tumorblutung und der palliativen Tumorverkleinerung vor allem die Eröffnung von stenosierenden Karzinomen im Ösophagus, im Kardiabereich, im Magen sowie im Duodenum, die eine Dysphagie, eine Odynophagie oder gar eine Aphagie bewirken [21, 22]. Von N. Krasner und A. Morris (Liverpool, 1985) wurde die eingehende Formel aufgestellt: „Relief of dysphagia improves nutrition and improves the quality of life".

Mit der Laserkoagulation konnten Tumorstenosen im oberen Gastrointestinaltrakt praktisch in allen Fällen beseitigt werden. Mit der perkutanen Radiotherapie gelingt dies hingegen nur in 64% und nur nach mehrmaligen Bestrahlungen in einem Zeitraum von etwa 14 Tagen. Auch für die Operation stellt die Beseitigung der Dysphagie die Hauptindikation dar.

Technik

Gelingt es bei stenosierenden Tumoren des Ösophagus und der Kardia endoskopisch einen Führungsdraht über die Stenose hinweg zu schieben, so kann man anschließend mit weichen Plastik-Bougies das Lumen zunächst eröffnen. Anschließend läßt sich von distal nach proximal mit einer, höchstens zwei Lasersitzungen die Karzinomstenose soweit reduzieren, daß der Patient wieder feste Speisen zu sich nehmen kann. Die Laserkoagulation im aufbougierten Tumor erfolgt deshalb von distal nach proximal, um sicher im Lumen zu sein (Abb. 5a). Gelingt das vorausgehende Bougieren nicht, muß man das stenosierende Karzinomgewebe vorsichtig, in mehreren Sitzungen, schrittweise von oben nach unten eröffnen (Abb. 5b).

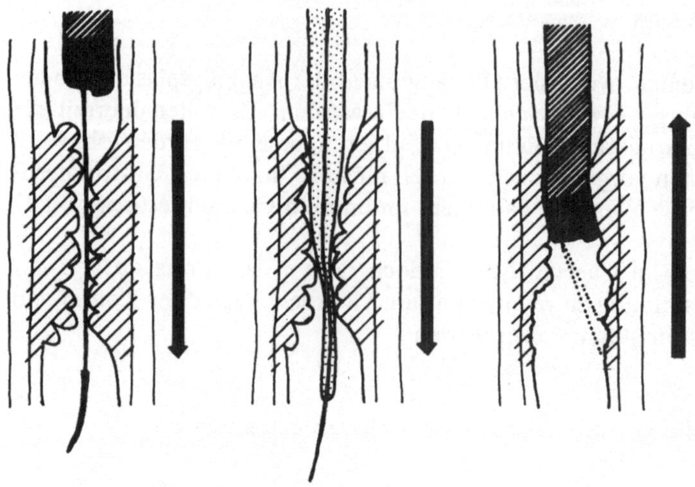

Abb. 5a. *Maligne Ösophagusstenosen.* Endoskopisches Vorgehen zur Stenoseeröffnung durch Bougierung über einem Führungsdraht und nachfolgender Laservaporisation des Tumorgewebes von distal nach proximal

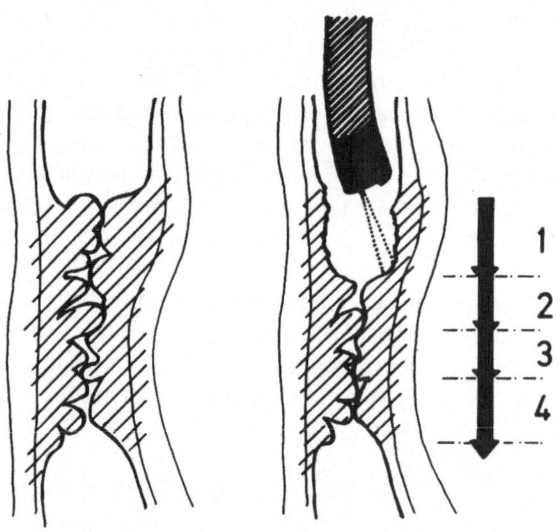

Abb. 5b. Endoskopisches Vorgehen zur Stenoseeröffnung bei nicht sondier- und bougierbaren Engen mit ausschließlicher Laservaporisation des Tumorgewebes. Es empfiehlt sich bei ungewissem Lumenfortgang ein Mehrschrittvorgehen in zeitlichen Abständen

Bei exophytischen Tumoren erzielt man im allgemeinen bessere Ergebnisse, weil die Muskelschicht, und damit die Peristaltik des Ösophagus erhalten bleibt. Bei endophytischen Tumoren hingegen wird diese bei der Laserkoagulation in den meisten Fällen zerstört. Die restierende Wand besteht dann größtenteils nur noch aus Tumorgewebe, das keine Peristaltik mehr aufweist.

Ergebnisse

Insgesamt wurden im oberen Gastrointestinaltrakt 65 Karzinome des Ösophagus (Abb. 6 u. 9), des Magens, Karzinomrezidive bei Zustand nach totaler Gastrektomie, Karzinome bei Billroth I- und II-Anastomosen, in das Duodenum infiltrierende Pankreaskarzinome sowie Papillenkarzinome behandelt (Tabelle 1, Abb. 10) [21, 22]. Die Stenoselänge betrug bis zu 15 cm. Bei endophytischen Karzinomen mußten wir insgesamt drei Perforationen beobachten.

Diskussion

Die Technik der Laserbehandlung stenosierender Tumoren ist möglicherweise durch die Anwendung beider Wellenlängen des Nd: YAG Lasers von $\lambda = 1,06$ µm und $\lambda = 1,3$ µm zu verbessern. Bei der Wellenlänge von $\lambda = 1,3$ µm besteht eine größere Wasserabsorption als bei $\lambda = 1,06$ µm. Theoretisch müßte dies eine bessere Gewebeabtragung bewirken. Zum gegenwärtigen Zeitpunkt muß die bislang angewendete Methode der Abtragung (mit $\lambda = 1,06$ µm) mit den herkömmlichen Verfahren, wie der Bougierung mit und ohne Einlegen eines Tubus oder der Gastrostomie verglichen werden.

Nach der Eröffnung der Tumorstenosen mit dem Nd: YAG Laser bietet sich die endoskopische Iridium-Afterloading-Bestrahlung an, um tieferliegende Tumorgewebe (1–2 cm), das mit dem Nd: YAG Laser nicht erreicht werden kann, zu zerstören. Im vergangenen dreiviertel Jahr haben wir gemeinsam mit der Radiologischen und Chirurgischen Klinik des Klinikums rechts der Isar, München, mehrere Patienten auf diese Weise mit sehr gutem Ergebnis behandelt. Dies bedeutet, daß trotz des Fortschreitens des Karzinomleidens die ursprünglich stenosierten Lumina bis zum Tode offen bleiben können. Die Iridium-Afterloading-Bestrahlung hat gegenüber der perkutanen Bestrahlung zudem den Vorteil, daß nicht nur Plattenepithelkarzinome, sondern auch Adenokarzinome der Kardia erfolgreich damit angegangen werden können. Ein weiterer Vorzug ist die wesentlich kürzere Bestrahlungsdauer von etwa einer halben Stunde im Vergleich zur perkutanen Bestrahlung, bei der die gleiche Strahlendosis nur in einem Zeitraum von einer Woche appliziert werden kann. Außerdem sind weniger Nebenwirkungen mit der endoskopischen Iridium-Afterloading- als mit der perkutanen Bestrahlung zu erwarten.

Die Laserbestrahlung von Frühkarzinomen des Ösophagus und des Magens, die sich anbietet, ist nur bei inoperablen Patienten und solchen, die eine Operation strikt ablehnen, zu empfehlen. Die exakte Diagnose eines Frühkarzinoms kann, wie bekannt, nur aus dem Resektionspräparat und nicht aus dem endoskopischen Aspekt gestellt werden. Zudem kommen beim Frühkarzinom in 15–25% Lymphknotenmetastasen vor, die man nur chirurgisch erfassen kann. Bei benignen Neoplasien, wie „borderline lesions" oder Atypien, können dagegen Laserbestrahlungen kurativ sein.

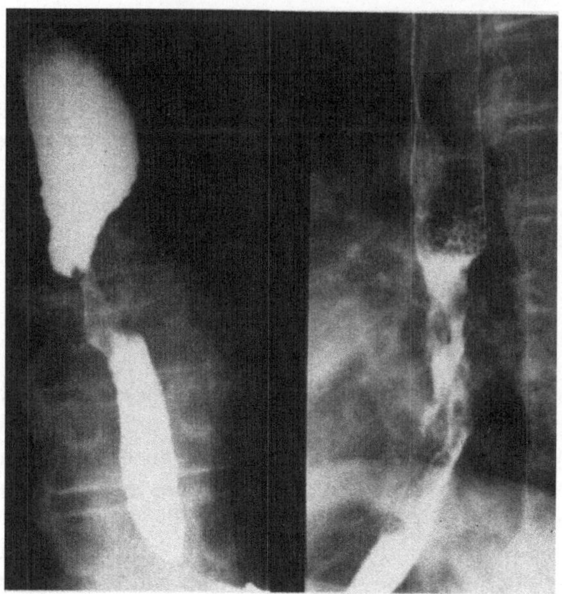

Abb. 6. *Röntgen-Bild* (Patient von Abb. 9: vor und nach Stenoseeröffnung). Der Patient konnte wieder flüssige und feste Speisen zu sich nehmen

Palliative Laserbehandlung von Tumoren des unteren Gastrointestinaltraktes

Im Rektum und Kolon kann man blutende Karzinome präoperativ mit dem Nd: YAG Laser behandeln oder bei inoperablen Patienten die Tumormasse ständig verkleinern, damit keine Stenose auftritt.

Bis zu 15% aller Kolonkarzinome zeigen Obstruktionen mit den Symptomen des Ileus oder Subileus, wobei die häufigste Obstruktionsrate bei den Karzinomen der Flexura lienalis mit Zahlen bis 49% angegeben wird [39]. Die Klinikletalität bei obstruierenden Karzinomen, mit 13–24%, wird in einer englischen Multi-Center-Studie genannt [39]. Während für die rechtsseitigen, obstruierenden Kolonkarzinome die primäre Resektion empfohlen wird, ist für die linksseitigen, obstruierenden Kolonkarzinome eine zwei- bis dreizeitige Operation mit temporärer Kolostomie gegenwärtig noch das übliche Vorgehen. Eine primäre Resektion bei linksseitigen, obstruierenden Tumoren wird durch eine intraoperative Darmspülung ermöglicht. Durch eine präoperative Eröffnung der Tumorstenosen mit dem Nd: YAG Laser lassen sich die Symptome des Subileus oder Ileus beseitigen. Nach einer Erholungszeit von mehreren Tagen besteht die Möglichkeit der orthograden, präoperativen Darmspülung. Damit ist eine primäre Tumorresektion mit primärer Anastomose auch bei linksseitigen, obstruierenden Kolonkarzinomen möglich. Mit Fortfall der intraoperativen Spülung ist zudem die Operationszeit nicht verlängert, was für die meist alten Patienten von Vorteil ist.

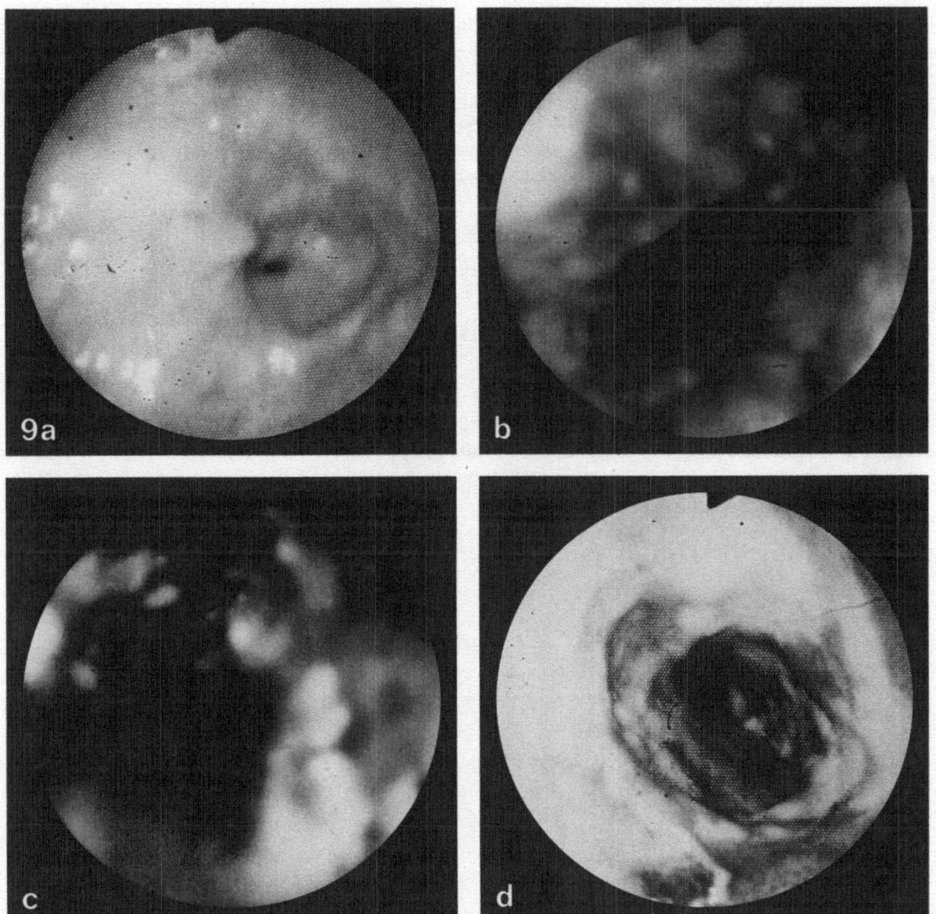

Abb. 9a–d. 74jähriger Patient mit einem bis auf 3 mm Ø das Lumen verschließenden Ösophaguskarzinom (und Witzelfistel). Endoskopisches Bild vor **(a)** und nach **(b–d)** Stenoseeröffnung mit dem Nd: YAG Laser (Öffnung 1,2 cm Ø)

Bei 26 Patienten mit linksseitigen, obstruierenden Kolonkarzinomen konnte nach vorausgehender Stenoseeröffnung mit dem Laser, Abklingen der Ileussymptomatik und präoperativer Darmspülung, die primäre Resektion erfolgen. Die Letalität betrug für diese Patientengruppe 3,8% (1/26).

Kurative Laserbehandlung neoplastischer, sessiler Polypen

Im Gegensatz zur palliativen Nd: YAG Laserbehandlung von stenosierenden Karzinomen können breitbasig sessile, neoplastische Polypen kurativ behandelt werden. Nach Entfernung der Hauptmasse des Polypen mit der Biopsieschlinge zur Gewinnung von repräsentativem, histologischem Material kann man die Basis mit dem Nd:

Tabelle 1. Mit dem Nd: YAG Laser im oberen Gastrointestinaltrakt eröffnete Tumorstenosen

		Patienten (n)	Alter/ Jahre	Stenoselänge (cm)	OP	Überlebenszeit			
						gestorben Pat. (n)	Mon.	noch lebend Pat. (n)	Mon.
Larynx u. Ösophagus		1	94	3	–	1	2	–	–
Ösophagus		17	41–88	2–15	3 2p, 1f.	12	0,2–41	5	1–5
Ösophago- Jej.-stomie		5 (postop.)	42–68	– 15	–	4	1–6	1	26
Magen	Kardia	21	41–85	2–12	5	16	0,2–27	5	1–9
	Korpus	3	46–82	4–6	–	3	3	–	–
	Antrum	9	63–88	3–10	3	7	2–20	2	2/9
B II-Anastomose		5	58–83	4–10	2	3	2–38	2	4/47
Duodenum (infiltr. Pankreaskarz.)		1	67	4	diagn. lap.	1	3	–	–
Papille		3	76–84	2	1. PT 2. Laser	1	14	2	4
Total		65	41–94					17	1–47

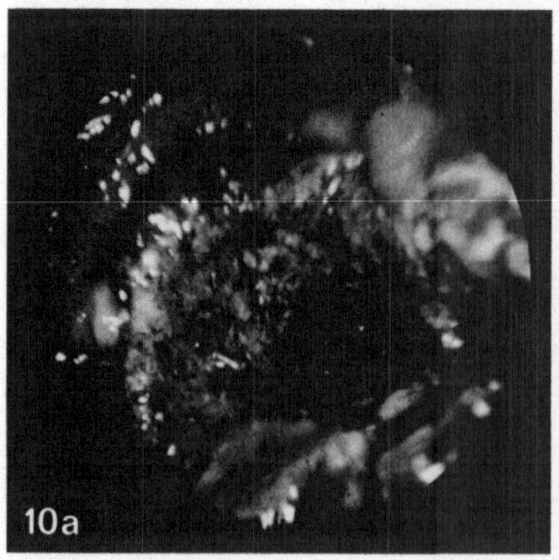

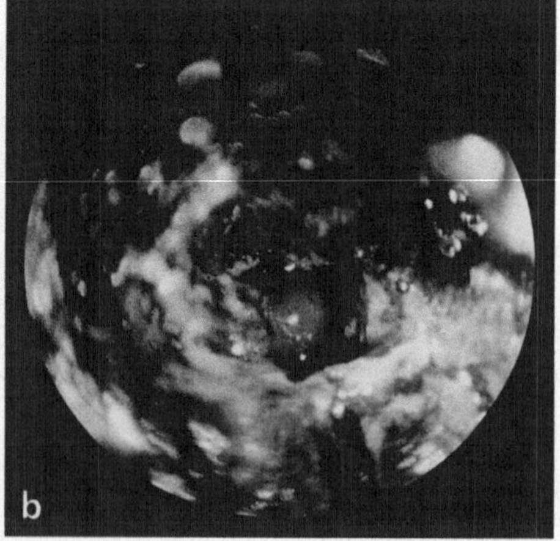

Abb. 10. Stenoseeröffnung im unteren Gastrointestinaltrakt bei einem obstruierenden Rektumkarzinom. **a** endoskopisches Bild zu Beginn der Nd: YAG Laservaporisation; **b** nach erfolgter Stenoseeröffnung: die normale Kolonschleimhaut proximal des Tumors wird sichtbar. Der Patient wurde einige Tage später, nach präoperativer Darmspülung, mit primärer Resektion des Tumors operiert

Tabelle 2. Mit dem Nd: YAG Laser behandelte villöse Adenome des unteren Gastrointestinaltrakts, ohne und mit fokalem Karzinom

villöse Adenome	Patienten (n)	Alter/Jahre	Sitzungen	OP
Rektum	16	55–86	1–11	–
Kolon transv.	1	59	1	1 (Perf.)
Coecum	1	44	1	Z. n. OP
	18	44–83		

tub-.vill. Adenome ⎫
   vill. Adenome ⎬ + fokales Karzinom
   tub. Adenome ⎭

	Patienten (n)	Alter/Jahre	Sitzungen	OP
Rektum	9	65–91	1–3	3
Sigma	3	46–68	2	1
Kolon desc.	2	79	2	–
	14	46–91		

YAG Laser koagulieren. Häufig sind mehrere Sitzungen zur vollständigen Abtragung ausgedehnter Polypen erforderlich. Nach der Laserkoagulation wird der Gewebedefekt von normaler Schleimhaut überwachsen. 18 Patienten wurden in dieser Weise behandelt (Tabelle 2) [18, 22].
Findet sich in dem mit der Polypektomieschlinge abgetragenen Gewebe ein bis an den Resektionsrand reichendes, fokales Karzinom, wird vorsorglich eine Resektionsoperation durchgeführt. Die Anzahl der Patienten mit einem fokalen Karzinom im villösen Adenom betrug 14 (Tabelle 2).
Da villöse Adenome meistens bei älteren Patienten auftreten, kann durch die Laserbehandlung die sonst notwendige Operation in vielen Fällen vermieden werden [18, 22].

Eröffnung der peptischen Stenosen und narbiger Anastomosenstenosen

Stenosierendes Narbengewebe peptischer Stenosen und stenosierte Anastomosen im oberen und unteren Gastrointestinaltrakt lassen sich mit dem Laserstrahl eröffnen. Dabei ist jedoch größte Vorsicht geboten.
Die experimentelle Basis dieses Vorgehens stammt von R. Dwyer [6], Los Angeles, der zeigen konnte, daß sich nach Nd: YAG Laserbestrahlung von Gewebekulturen die kollagene Faserbildung bei den Fibroblasten wesentlich verzögern ließ. In dieser Gruppe wurden bisher 8 Patienten behandelt.

Obwohl mit dem Einsatz der endoskopischen Nd: YAG Lasertherapie, auf den Gebieten der gastrointestinalen Blutung, der Eröffnung von Tumor- und benignen Stenosen sowie der Tumorreduktion, in der Behandlung der Patienten wesentliche Fortschritte erzielt werden konnten, ist trotz alledem weiterhin eine engmaschige Kooperation von Internisten, Chirurgen und Anästhesisten zum Wohle der Patienten notwendig.

Literatur

 1. Buchborn E (1960) Schock und Kollaps. In: Handbuch der Inneren Medizin. Springer, Berlin Göttingen Heidelberg
 2. Denck H (1963) Zur Frage der zweckmäßigen Behandlung blutender Ösophagusvarizen. Wien klin Wschr 76:274
 3. Denck H (1977) Die endoskopische Behandlung von Oesophagusvaricen. Der Chirurg 48:212
 4. Duda D, Heyes H, Wenske C (1984) Antibiotika-induzierte Hämostasestörungen und Blutungsneigungen. Dtsch med Wschr 109:388
 5. Dwyer RM (1981) The technique of gastrointestinal laser endoscopy. In: Goldman L (Hrsg) The biomedical laser. Technology and clinical applications. Springer, New York Heidelberg Berlin
 6. Dwyer R (1982) persönliche Mitteilung
 7. Escourrou J, Frexinos J, Bommelaer G, Edouard R, Rozental G, Ribet A (1981) Prospective radomised study of yag photocoagulation in gastro intestinal bleeding. In: Atsumi K, Nimsakul N (Hrsg) Laser-Tokyo '81, The 4th Congress of the International Society for Laser Surgery, Tokyo
 8. Escourrou J, Balas D, Delvaux M, Hajjar A, Bertrand C, Frexinos J, Ribet A (1985) La photocoagulation par laser YAG et l'électro-hydrocoagulation monopolaire: étude randomisé de l'effet hémostatic sur l'ulcère hémorrhagique expérimental chez le chien. Gastroentérologie Clinique et Biol 9:212
 9. Feifel G, Höhne HM (1975) Operationswahl bei der akuten gastrointestinalen Ulkusblutung. 16. Tagung d. Österreich. Gesellsch. Chirurgie 1975. Kongreßbericht
10. Feifel G, Heberer G (1977) Die Problematik der akuten oberen gastrointestinalen Blutung. Chirurg 48:204
11. Finsterer H (1944) Das akut blutende Magen- und Duodenalgeschwür. Ergebn Chir Orthop 35:174
12. Häring R (1977) Chirurgische Notfallmaßnahmen bei der massiven Ösophagusvarizenblutung. Dtsch med Wschr 102:289
13. Ihre T, Johansson C, Seligson U, Törnsgen S (1981) Endoscopic YAG laser treatment in massive upper gastrointestinal bleeding. Scand J Gastroent 16:633
14. Jessen K, Gilbert GA, Tytgat GNJ, Papp JP (1983) Bipolare Elektrokoagulation bei aktiver oberer gastrointestinaler Blutung. Z Gastroenterologie 21:268
15. Jones FA (1974) Problems of alimentary tract bleeding. Lancet I: 394
16. Junginger Th (1982) Gastrointestinale Blutung: Akute gastroduodenale Läsionen. Chirurgische Therapie. In: Siewert JR, Blum AL, Farthmann EH, Lankisch PG (Hrsg) Notfalltherapie (interdisziplinäre Gastroenterologie). Springer, Berlin Heidelberg New York
17. Kiefhaber P, Nath G, Moritz K, Kreitmair A, Gorisch W, Schramm W (1976) Eigenschaften verschiedener Lasertransmissionssysteme und ihre Eignung für die endoskopische Blutstillung. In: Lindner H: Fortschritte der Gastroenterologischen Endoskopie, Vol. 7. G. Witzstrock, Baden-Baden
18. Kiefhaber P, Moritz K (1978) Diagnostische und therapeutische Möglichkeiten der Endoskopie bei Polypen und Tumoren des Kolon und Rektum. In: Kali-Chemie Pharma, Die gastroenterologische Reihe – Gastrointestinale Tumoren I, Band 6. R. Borek, Braunschweig
19. Kiefhaber P, Moritz K, Schildberg FW, Feifel G, Herfarth Ch (1978) Endoskopische Nd: YAG Laserkoagulation blutender akuter und chronischer Ulzera. Langenbecks Arch Chir 347:567
20. Kiefhaber P, Moritz K, Nath G, Kreitmair A, Gorisch W (1979) Endoscopic high-power neodymium-YAG laser irradiation of acute gastrointestinal haemorrhage. In: Kaplan I, Ascher

PW (Hrsg) Laser Surgery III, Part II. Proceedings of the 3rd International Congress for Laser Surgery, Graz 1979. OT-PAZ, Tel Aviv

21. Kiefhaber P (1980) Endoscopic laser applications in gastrointestinal tract. In: Sung JL (Hrsg): Proceedings of the Third Asian-Pacific Congress of Digestive Endoscopy 1980, Taipei, China. Wan-Pang Company, Taipei
22. Kiefhaber P, Kiefhaber K, Huber F, Nath G (1983) Endoscopic applications of neodymium-YAG laser radiation in the gastrointestinal tract. In: Joffe SN, Muckerheide MC, Goldman L: Neodymium-YAG laser in medicine and surgery. Elsevier, New York Amsterdam Oxford
23. Kiefhaber P, Kiefhaber K, Huber F (1984) Der endoskopisch therapeutische Einsatz des Neodym-YAG Lasers bei der gastrointestinalen Blutung. Verdauungskrankheiten 2:132
24. Londong W, Hasford J, Sander R, Sommerlatte Th, Überla K, Ultsch B, Weinzierl M (1981) Kombination von Cimetidin und Pirenzepi zur Rezidivprophylaxe der akuten gastrointestinalen Blutung – eine multizentrische Studie. Z Gastroenterologie 19:514
25. Londong W (1983) Parmakotherapie und Prophylaxe der akuten oberen gastrointestinalen Blutung. Z Gastroenterologie 21:282
26. MacLeod IA, Mills PR, MacKenzie JF, Joffe SN, Russel RI, Carter DC (1983) Neodymium yttrium aluminium garnet laser photocoagulation for major haemorrhage from peptic ulcers and single vessels: a single blind controlled study. Brit Med J 286:345
27. Matek W, Frühmorgen P, Demling L (1982) Blutende Magenläsionen endoskopisch gestillt – nur Notmaßnahme oder endgültige Therapie? Notfallmedizin 8:463
28. Matek W (1983) Elektro-Hydro-Thermo-Sonde zur Therapie gastrointestinaler Blutungen. Z Gastroenterologie 21:273
29. Mittermayer CH, Ostendorf P, Riede UN (1977) Pathologisch-anatomische Untersuchungen bei der respiratorischen Insuffizienz durch Schock: In: Lichtmikroskopische und biochemische Analyse. Intensivmed 14:252
30. Moritz K (1978) Tierexperimentelle Untersuchungen und Entwicklung eines Endoskops zur Anwendung von Laserstrahlen bei der endoskopischen Blutstillung im Gastrointestinaltrakt. Inaugural Dissertation, Ludwig-Maximilians Universität München, Med. Fak.
31. Nath G, Gorisch W, Kiefhaber P (1973) First laser endoscopy via a fiberoptic transmission system. Endoscopy 5:308
32. Nath G, Gorisch W, Kreitmair A, Kiefhaber P (1973) Transmission of a powerful argon laser beam through a fiberoptic flexible gastroscope for operative gastroscopy. Endoscopy 5:213
33. Nußbaum JN, von (1883/84) Über Blutverluste. In: Vom Fels zum Meer. Spemann's Illustrierte Zeitschrift für das Deutsche Haus. v. W. Spemann, Stuttgart 1. Band
34. Orloff MJ, Halasz NA, Lipman C, Schwabe AD, Thompson CJ, Weidner WA (1967) The complications of cirrhosis of the liver. Ann intern Med 66:165
35. Palmer ED (1970) Upper gastrointestinal haemorrhage. Charles C. Thomas, Springfield, Ill.
36. Papp JP (1976) Endoscopic electrocoagulation of upper G.I. haemorrhage. JAMA 236:2076
37. Paquet KJ, Oberhamer K (1978) Sclerotherapy of bleeding varices by means of endoscopy. Endoscopy 16:7
38. Paquet KJ (1983) Sklerosierung zur Prophylaxe einer Ösophagusvarizenblutung. Internist 24:81
39. Phillips RKS, Hittinger R, Fry JS, Fielding LP (1985) Malignant large bowel obstruction. Br J Surg 72:296
40. Protell RL, Rubin CE, Auth D (1978) The heater probe; a new endoscopic method for stopping massive G.I. bleeding. Gastroenterology 74:257
41. Rutgeerts P, Vantrappen G, Broeckhaert L, Janssens H, Coremans G. Geboes K, Schurmans P (1982) Controlled trial of of Nd-YAG laser treatment of upper digestive haemorrhage. Gastroenterology 83:410
42. Salmon PR (1983) Controlled trials of laser therapy in upper alimentary haemorrhage. 15. Jahrestagung der Deutschen Gesellschaft für gastroenterologische Endoskopie, 8.–10.9., München
43. Sander R, Pösl H, Spuhler A, Hitzler H (1981) Der Neodym-YAG Laser: Ein effektives Instrument für die Stillung lebensbedrohlicher Gastrointestinalblutungen. Leber, Magen, Darm 11:31
44. Schiller KFR, Truelove SG, Williams DG (1970) Haematemesis and melaena, with special reference to factors influencing the outcome. Brit Med J 2:7

45. Schönekäs H (1982) Gastrointestinale Blutung: Ulcus ventriculi et duodeni. Endoskopische Therapie. In: Siewert JR, Blum AL, Farthmann EH, Lankisch PG (Hrsg) Notfalltherapie (Interdisziplinäre Gastroenterologie). Springer, Berlin Heidelberg New York
46. Schramm W (1980) Multitransfusion – Pathophysiologie und praktische Konsequenzen. Dtsch med Wschr 105:1105
47. Schramm W (1983) Hämostaseologische Diagnostik und Therapie der akuten oberen gastrointestinalen Blutung. Z Gastroenterologie 21:253
48. Schreiber HW, Kortmann KB, Schumpelick V (1977) Indikationen zur operativen Therapie des peptischen Ulkus. In: Creutzfeld WC, Classen M (Hrsg) Ergebnisse der Gastroenterologie. Demeter, Gräfelfing bei München
49. Soehendra N (1983) Injektionsmethode zur Blutstillung im Gastrointestinaltrakt. Z Gastroenterologie 21:259
50. Swain CP, Bown SG, Salmon PR, Kirkham HS, Northfield TC (1983) Controlled trial of Nd-YAG laser photocoagulation in bleeding peptic ulcers. Gastroenterology 84:1327 A
51. Swain CP (1983) Endoscopic Nd-YAG laser control of gastrointestinal bleeding. In: Joffe SN, Muckerheide MC, Goldman L (Hrsg) Neodymium-YAG laser in medicine and surgery. Elsevier, New York Amsterdam Oxford
52. Westaby D (1984) Strategie in der Therapie der akuten Ösophagusvarizenblutung. In: Paquet KJ, Denck H, Zöckler CE (Hrsg) Die Ösophagusvarizenblutung, Diagnose und Therapie. TM-Verlag, Bad Oeynhausen
53. Yamamoto H, Hajiro K, Matsui H, Tsujimura A, Yamamoto T (1982) Endoscopic bipolar electrocoagulator for stopping gastrointestinal bleeding. Gastroenterol Jpn 17:75

Die Infrarotkontaktkoagulation

E. Guthy

Chirurgische Klinik, Städtisches Krankenhaus Weiden, Söllnerstraße 16, 8480 Weiden

Geschichte

Die Infrarotkontaktkoagulation wurde ursprünglich von Kiefhaber und Nath [5] zur Blutstillung durch das Endoskop entwickelt. Wegen der begrenzten, durch vorhandene Lichtleitsysteme applizierbaren Energie hat es sich aber für den ursprünglichen Zweck bisher nicht anwenden lassen. 1975 wurde der erste Prototyp eines Infrarotkontaktkoagulators für die Bauchchirurgie erstmals klinisch angewendet und wir haben 1978 über unsere Erfahrungen berichtet [2]. Im gleichen Jahr ging das erste Serienmodell in Fertigung, das jedoch im rauhen chirurgischen Alltag noch eine Reihe von Unzulänglichkeiten aufwies. Deshalb wurde 1980 mit der Entwicklung einer neuen Generation von Lichtkoagulatoren begonnen, und wir haben 1981 über erste Ergebnisse berichtet. Diese neue Generation von Koagulatoren wurde inzwischen laufend verbessert und es sind weltweit etwa 150 Geräte im Einsatz.

Prinzip der Infrarotkontaktkoagulation

Die Wirkungsweise des Gerätes ist einfach. Eine transparente Andruckfläche aus Saphirkristall mit einer Oberfläche von 2 cm^2 und einem Durchmesser von 16 mm wird auf die blutende Gewebsfläche gesetzt und so dort befindliches Blut verdrängt und blutende Gefäße komprimiert. Unmittelbar hinter der Andruckfläche befindet sich eine Wolfram-Halogenglühlampe mit einer Leistung von 250 Watt in einem wasserdichten, goldverspiegelten parabolähnlichen Gehäuse (Abb. 1 u. 2). Die Lichtquelle emittiert Lichtenergie mit einem Spektralmaximum zwischen 9000 und 10000 Angström, die im Gewebe unspezifisch absorbiert wird und dadurch eine Eindringtiefe in Abhängigkeit von der Länge des Lichtimpulses aufweist. Bei der Absorption wird die Lichtenergie in Wärme umgewandelt und bewirkt so die Koagulation. Dank der Antihafteigenschaft des polierten Saphirkristalls verklebt die Andruckfläche nicht mit dem koagulierenden Gewebe, so daß es bei ihrer Entfernung nicht zum Aufreißen des Koagulationsschorfes kommt. Die zur Koagulation und zur effektiven Blutstillung notwendige Lichtmenge ist abhängig von den physikalischen Eigenschaften des Gewebes, der Größe der angeschnittenen Gefäße und beträgt im Experiment an der Schweineleber ca. 600 Watt Sek./cm^2. Die dadurch erreichte Koagulation erstreckt sich in eine Tiefe von 3–4 mm, kann aber in der Umgebung größerer Gefäße bis zu 5 und 7 mm erreichen [7].
An der Grenze zwischen gesundem Gewebe und Koagulationsschorf kommt es innerhalb von 3–4 Wochen zur Bildung einer feinen bindegewebigen Kapsel, der Koagulationsschorf selbst wird über Wochen und Monate schrittweise ab- und

Neue Techniken
in der operativen Medizin
Hrsg. von M.Reifferscheid
© Springer-Verlag Berlin Heidelberg 1986

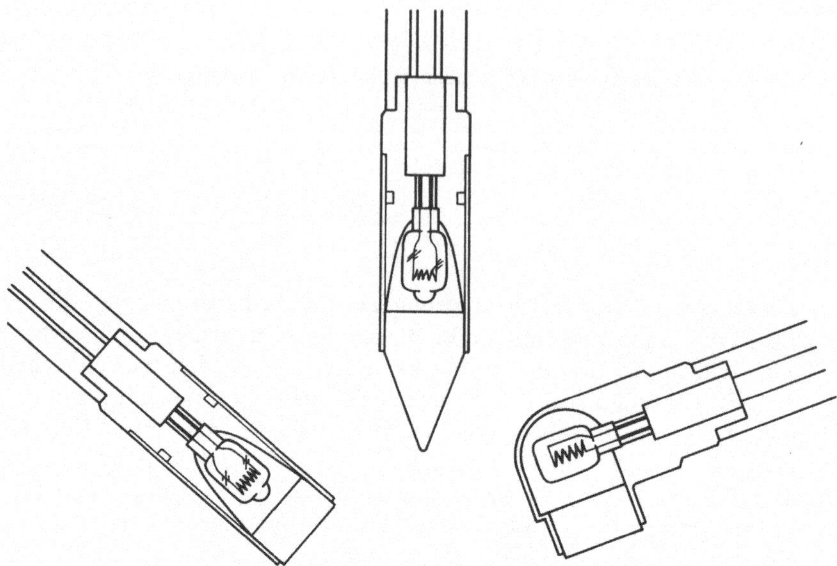

Abb. 1. Schema der Koagulationssonden

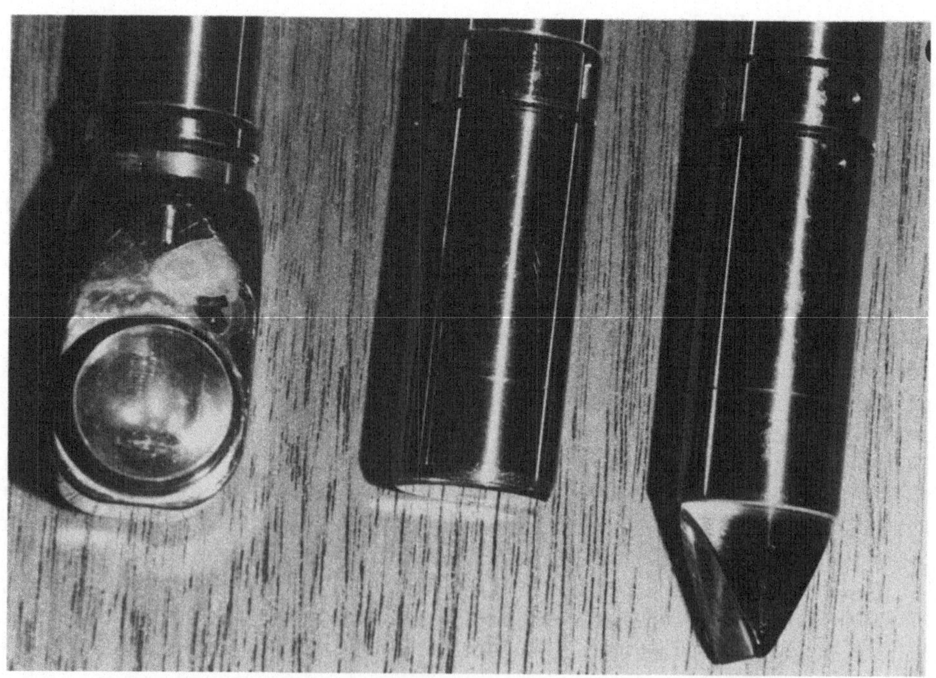

Abb. 2. Ansicht der Koagulationssonden mit gerader, rechtwinkliger und keilförmiger Optik

bindegewebig umgebaut. Der Vorteil der Infrarotkontaktkoagulation liegt darin, daß sie auch auf frisch blutenden Oberflächen anwendbar ist. Dagegen benötigen alle Klebeverfahren, aber auch andere Koagulationsverfahren, inklusive Heißluft und Laserkoagulation, zumindest vorübergehend eine trockene Oberfläche, da andernfalls die Wärme oder Lichtenergie im austretenden Blut absorbiert wird und nicht im Gewebe.

Abhängig von der zugeführten Wärme laufen im Gewebe beim Erhitzen im wesentlichen immer die gleichen Vorgänge ab. Bei 60 °C beginnt die Koagulation von Eiweiß, das Gewebe wird blaß und verfärbt sich weiß. Bei 100 °C beginnt das Verdampfen von Wasser, das Gewebe schrumpft. Bei 170 °C beginnt das im Gewebe enthaltene Kollagen zu schmelzen und entfaltet dabei eine ausgeprägte Leimwirkung, die den Schreinern als Heißleim seit vielen hundert Jahren bekannt ist. Diese Klebewirkung ist dafür verantwortlich, daß in der Regel die Wärmequellen mit dem Gewebe verkleben und bei ihrer Entfernung es zu erneutem Einreißen des Gewebes kommt. Bei etwa 300 °C schließlich beginnt die Karbonisierung und es kommt zu unterschiedlicher Braun- und schließlich Schwarzfärbung des Gewebes.

Praktische Anwendung

Obschon das Prinzip auch auf aktiv blutenden Oberflächen wirksam ist, wird man zur Vermeidung unnötigen Blutverlustes durch mechanische Maßnahmen, wie lokale Kompression, vorübergehendes Abklemmen zentraler Gefäße und dergleichen, die Durchblutung der Gewebsfläche vermindern. Die Andruckfläche des Gerätes wird mit mäßigem Druck eben auf die Gewebsfläche aufgesetzt und man schickt durch Schließen des Stromkreises einen Lichtimpuls von 1,5–2,5 Sek. in das Gewebe. Das zischende Entweichen von Wasserdampf zeigt die Koagulation an. Längere Lichtimpulse sind zu vermeiden, da es rasch zur Karbonisierung kommen kann und trotz der Antihafteigenschaft des Saphirkristalls eine gewisse Klebewirkung der Elektrode auf dem Gewebe auftritt. Bei ihrem Entfernen kann es dann zu dem bekannten Abreißen des Koagulationsschorfes und neuerlicher Blutung kommen. Außerdem wirkt der karbonisierte Schorf als optischer Filter, der ein weiteres Eindringen von Lichtenergie in das Gewebe verhindert, was in frühen Stadien der Blutstillung unerwünscht ist. Es ist wichtig, daß die Gewebsoberfläche eben und mit der Andruckfläche des Koagulators gut erreichbar ist. Schrittweise wird so die Gewebsoberfläche koaguliert, wobei je nach Größe der anzutreffenden Gefäße die Koagulation an der selben Stelle unter Umständen mehrmals wiederholt werden muß. Zeigen sich im Laufe der Koagulation an der Gewebsoberfläche größere Gefäße, so empfiehlt es sich, diese durch Umstechungsligaturen zu versorgen; es besteht keine Konkurrenz zwischen den herkömmlichen Verfahren von Umstechung und Ligatur und der Lichtkoagulation, vielmehr ergänzen sich beide in idealer Weise. Hat man durch mehrere Passagen von Lichtkoagulation die Gewebsoberfläche koaguliert und sind die durchblutungsdrosselnden Maßnahmen aufgehoben, so wird abschließend nach voller Durchblutung die Bluttrockenheit kontrolliert. In der Regel bedarf es eines gewissen Grades von Karbonisierung ehe die komplette Bluttrockenheit erreicht ist; kleine Sickerblutungen können vorübergehend abgestopft werden und stehen dann meistens nach einigen Minuten.

Klinische Anwendung

Über die klinische Anwendung, insbesondere an Leber und Milz, haben wir ausführlich berichtet [1, 2, 3].

Teilresektionen an der Milz, auch bipolare Resektionen lassen sich je nach lokalen Verhältnissen mehr oder weniger einfach durchführen.

Beim stumpfen Bauchtrauma im Rahmen eines Polytrauma können, je nach lokalen Verhältnissen, Begleitverletzungen und nach der persönlichen Erfahrung des Operateurs zwischen 30 und 50% der Milzen erhalten werden. In all diesen Fällen ist jedoch zu bedenken, daß die Erhaltung der Milz nicht gefährlicher werden darf als ihre Entfernung. Insbesondere bei schweren Begleitverletzungen, großem Blutverlust und fortgeschrittenem Alter sollte man nicht allzuviel Zeit und Blut auf die Erhaltung der Milz verwenden, sondern sich der Bedeutung einer raschen Hämostase für die Homöostase des Gesamtorganismus gewärtig sein.

Zur Versorgung blutender Leberflächen hat sich das Gerät ebenfalls sehr bewährt und ist in vielen Kliniken bereits Standardausrüstung bei Verletzungen und Resektionen der Leber.

Wir haben über 158 Leberresektionen mit Hilfe der Lichtkoagulation sowie über 72 Lebertransplantationen berichtet, bei denen das Gerät ebenfalls angewandt wurde [3].

Bei Leberresektionen ist darauf zu achten, daß Gallengänge sorgfältig durch Umstechung versorgt werden, da sie nur bedingt koaguliert werden können. Durch die Methode bedingte spezifische Komplikationen, wie Nachblutung, Abszeßbildung oder Fisteln, haben wir bislang nicht beobachten können.

In vier Fällen war es mir nicht möglich, bei relativ geringgradigen Verletzungen der Milz durch Lichtkoagulation eine Blutstillung zu erreichen und ich mußte die Milzen entfernen. Es handelte sich ausnahmslos um ältere Patienten, die unter Medikation mit Antirheumatika oder Steroiden standen. Die verletzten Milzen wiesen einen so geringen Kollagengehalt auf, daß es unter Einwirkung von Lichtenergie zu einem „Schmelzen" des Gewebes und zu einer Vergrößerung des Defektes kam. In diesen Fällen könnte es von Vorteil sein, durch Fibrinklebung eine Blutstillung zu versuchen, sofern sich das Gewebe vorübergehend ausreichend trockenlegen läßt.

Schlußbemerkung

Die Infrarotkontaktkoagulation ist in den letzten zehn Jahren zu einer ausgereiften klinischen Methode geworden, die eine einfache, sichere und effektive Blutstillung am blutenden Parenchym ermöglicht. Beachtet man die Anwendungstechnik und die entsprechenden Indikationen, so ist sie unserer Meinung nach in den meisten Situationen anderen Methoden der Blutstillung am Parenchym überlegen.

Sie wurde inzwischen auch erfolgreich in der Gynäkologie [4], bei Tonsillektomien [6] und an der Lunge angewandt [9].

In Anbetracht der relativ geringen Anschaffungskosten (für das gesamte Gerät ca. 10 000 DM) und der geringen anfallenden laufenden Kosten für Ersatzbirnen ist sie auch als kostengünstige Methode zu empfehlen.

Literatur

1. Guthy E (1981) Die Behandlung der verletzten Milz. Langenb Arch Chir 354:173–179
2. Guthy E, Kiefhaber P, Nath G, Kreitmeier A (1979) Infrarot-Kontaktkoagulation. Klinische Anwendung an der Leber und Milz. Langenb Arch Chir 348:105–108
3. Guthy E, Brölsch C, Neuhaus P, Pichlmayr R (1984) Infrarot-Kontaktkoagulation an der Leber: Technik – Taktik – Ergebnisse. Langenb Arch Chir 363:129–138
4. Hilgarth M (1981) Infrarot-Koagulation. Eine einfache Methode zur Behandlung benigner Erkrankungen der Cervix uteri. Fortschr Med 99:1077–1079
5. Kiefhaber P, Nath G, Moritz K, Gorich W, Kreitmeier A, Schramm W (1976) Eigenschaften verschiedener Lasertransmissionssysteme und ihre Eignung für die endoskopische Blutstillung. In: Kirchner H (Hrsg) Fortschritte der gastroenterologischen Endoskopie, Bd 7. Wolzstroek, Baden-Baden, S. 144
6. Kornmesser HJ, Kressner A, Kreitmeier A, Nath G (1978) Ein neues Verfahren zur Blutstillung bei Tonsillektomie durch Infrarot-Kontaktkoagulation. Laryngol Rhinol Otol (Stuttg) 57:808–811
7. Meyer HJ, Buchholz J, Guthy E (1979) Der Infrarot-Andruck-Koagulator als Koagulationsinstrument. Zbl Chir 104:191–192
8. Neiger A, Moritz K, Kiefhaber P (1977) Hämorrhoidenverödungsbehandlung durch Infrarot-Koagulation. In: Henning H (Hrsg) Fortschritte der gastroenterologischen Endoskopie. Witzstrock, Baden-Baden Köln New York, S. 102–106
9. Welter HF, Thetter O, Gokel JM, Schweiberer L (1984) Infrarot-Koagulation an der Lunge. Erste tierexperimentelle und klinische Ergebnisse. Chirurg 55:238–243

Methoden der Milzerhaltung

H.-H. Gentsch und J. Scheele

Chirurgisches Zentrum, Klinikum Nürnberg, Flurstraße 17, 8500 Nürnberg
und Chirurgische Universitätsklinik, Maximiliansplatz, 8520 Erlangen

Unter den verschiedenen Techniken der Milzerhaltung soll aus mehreren Gründen nur auf die Fibrinklebung sowie die Milzresektion eingegangen werden. Laser- und Infrarotkontaktkoagulation werden in den vorstehenden Beiträgen detailliert dargestellt; darüber hinaus sind Fibrinklebung und Milzresektion die einzigen Methoden, mit denen sowohl in Erlangen als auch in Nürnberg ausgiebige Erfahrungen vorliegen. Die Infrarotkoagulation wenden wir gelegentlich bei kleineren und oberflächlichen Läsionen von Milz und Leber mit gutem Erfolg an, haben jedoch die entsprechenden Fälle nicht systematisch dokumentiert. Ein Laser steht uns derzeit im Chirurgischen Zentrum des Klinikums Nürnberg nicht zur Verfügung und kam in Erlangen für diese Indikation bisher nicht zum klinischen Einsatz. Auch mit der Replantation von Milzgewebe haben wir keine nennenswerten Erfahrungen.
Warum überhaupt Milzerhaltung? Generationen von Chirurgen haben bei traumatischen und intraoperativen Läsionen wegen der Tücke der Blutstillung an diesem Organ von vornherein splenektomiert. Sie gingen von der Voraussetzung aus, daß die Milz ein entbehrliches Organ sei. Dies trifft natürlich zu, jedoch ist die Milz keineswegs überflüssig. Es gibt zuverlässige Hinweise darauf, daß die Häufigkeit lokaler Komplikationen, insbesondere subphrenischer Abszesse, dramatisch ansteigt, wenn im Rahmen eines abdominalchirurgischen Eingriffs wegen einer Milzläsion die Splenektomie notwendig wird [4, 5, 7, 11, 12].
Von viel größerer praktischer Bedeutung ist jedoch die ausgeprägte und persistierende Schwächung der Immunabwehr, die jeder Splenektomie folgt. Diese dokumentiert sich in einem Verlust der Clearance-Funktion der Milz, in einer Verminderung der Opsonin- und Tuftsinproduktion mit nachfolgender Phagozytosestörung, einem Abfall der IgM-Globuline sowie einer Regulationsstörung der T- und B-Lymphozyten [1, 2, 3, 8, 9, 10, 12]. Das Ausmaß dieser Veränderungen hängt ab vom Alter der Patienten sowie von der Art der Grunderkrankung, die zur Splenektomie führte, jedoch resultiert immer eine erhöhte Empfänglichkeit für lebensbedrohliche Infektionen. Bekannterweise sind Kinder hierbei besonders gefährdet. Generell ist die durch eine Sepsis bedingte Todesrate bei splenektomierten Patienten 50- bis 200mal höher als die der Normalbevölkerung [2, 3, 10, 12]. Ursächliche Organismen sind vorwiegend Pneumokokken, Meningokokken und Haemophilus influenzae. Die Infektion verläuft häufig foudroyant unter dem Bild eines Waterhouse-Friedrichsen Syndroms.
Eine weitere negative Auswirkung der Splenektomie scheint die bei diesen Patienten offensichtlich erhöhte Morbidität und Letalität an koronarer Herzerkrankung zu sein, die möglicherweise mit der Postsplenektomie-Thrombozytose zusammenhängt [2, 9, 12].

Neue Techniken
in der operativen Medizin
Hrsg. von M.Reifferscheid
© Springer-Verlag Berlin Heidelberg 1986

Es gibt also eine Reihe von guten Gründen, die Milzerhaltung anzustreben. Natürlich weiß jeder praktizierende Chirurg, daß dies nicht immer möglich ist. Bei einer schwerst zertrümmerten Milz kann u. U. auch die Erhaltung eines nur kleinen Organanteils unmöglich werden. Dies sind jedoch seltene Ausnahmefälle. Viel häufiger sind Situationen, in denen die Milzerhaltung zwar technisch möglich ist, wo man sich jedoch fragen muß, ob die Gesamtsituation des Patienten den zusätzlichen zeitlichen Aufwand einer Milzklebung überhaupt zuläßt. Wichtige Entscheidungskriterien sind hierbei der Schweregrad der Milzverletzung, der Schweregrad der Gesamtverletzung sowie die Erfahrung des Operateurs.

Auf einen Versuch der Milzerhaltung sollte man verzichten, wenn bereits präoperativ ein hämorrhagischer Schock eingetreten ist, wenn eine provisorische Blutstillung nicht möglich erscheint oder wenn sonstige lebensbedrohliche Verletzungen vorliegen, die einer sofortigen Diagnostik und Therapie bedürfen. Hierbei ist besonders an intrakranielle Blutungen zu denken. Die Milzerhaltung ist demgegenüber in der Regel immer dann möglich, wenn eine isolierte oder geringgradige Milzverletzung besteht, wenn eine provisorische Blutstillung durch Tamponade möglich ist und wenn keine dringlichen Begleitverletzungen vorliegen.

Zunächst einige praktische Beispiele, an denen zugleich unsere Technik der Milzklebung demonstriert werden soll.

In Abb. 1 ist eine (bereits versorgte) Berstungsverletzung der Milzkonvexität mit multiplen, etwa 1,5 cm tiefen, wenig klaffenden Fissuren dargestellt. Bei solchen Verletzungen erfolgt eine simultane Injektion der beiden Fibrinkleberkomponenten in den Wundspalt, gefolgt von sofortiger manueller Kompression für 3 bis 5 Minuten. Man erkennt, daß eine komplette Hämostase erreicht werden konnte. Bei weit klaffenden aber nicht allzu tiefen Parenchymdefekten wird zusätzlich zum Fibrinkleber ein Kollagenvlies aufgebracht.

Liegen besonders tiefe Lazerationen vor wie in Abb. 2, so empfiehlt es sich, nach Einbringen des Klebers und unter Aufrechterhaltung der manuellen Kompression einige durchgreifende Nähte zu legen, um die Spannung zu reduzieren. Die Oberfläche der Milz und die Stichkanäle werden dann durch zusätzlichen Kleber und Kollagenvlies abgedichtet.

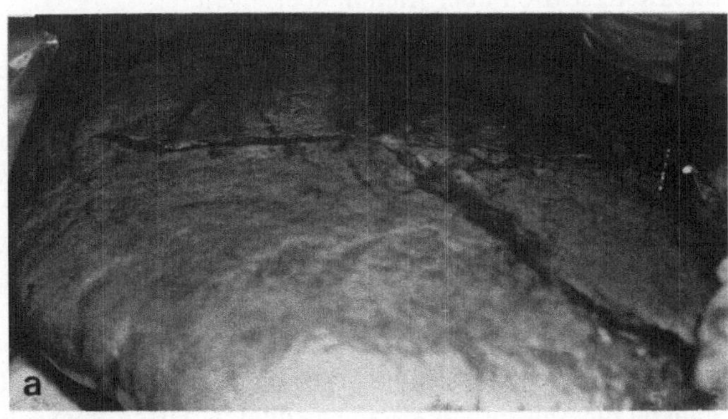

Abb. 1. Readaptierende Verklebung einer verzweigten Berstungsverletzung an der Konvexität

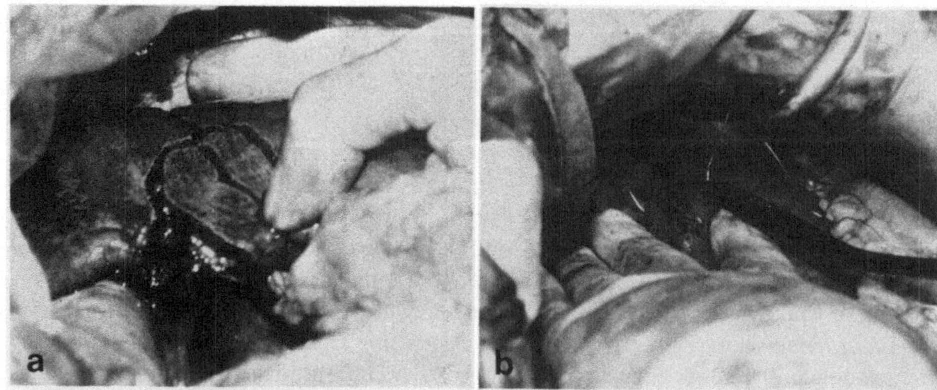

Abb. 2. Nach Instillation von Fibrinkleber in den Wundspalt 5minütige Kompression; zusätzliche Plazierung von Einzelknopfnähten zur Minderung der mechanischen Spannung

Ganz besonders geeignet für die Fibrinklebung sind natürlich auch oberflächliche Kapseldefekte wie sie bei intraoperativen Milzverletzungen nicht selten sind. In Abb. 3a ist eine großflächige Avulsion der Milzkapsel dargestellt, die im Rahmen einer Vagotomie aufgetreten war und zu einer mäßigen aber anhaltenden Blutung geführt hatte. Nach Mobilisierung der Milz ließ sich der Defekt problemlos mit Fibrinkleber und Kollagenvlies abdecken (Abb. 3b). Der postoperative Verlauf war komplikationslos.

Schwere Zertrümmerungen und Quetschungen erfordern ein Débridement oder auch eine Resektion der betroffenen Milzanteile, wenn eine Erhaltung des Organs angestrebt wird. Dies gilt insbesondere dann, wenn größere zentrale Gefäßäste mitbetroffen sind. Die bevorzugte Technik ist eine anatomische Resektion mit primärer Unterbindung der den entsprechenden Milzabschnitt versorgenden Hilusgefäße. Dies resultiert in der Ausbildung einer deutlichen Demarkationslinie, die eine relativ gefäßfreie intersegmentale Schicht anzeigt, entlang der die Resektion erfolgen kann. Bei Verletzungen mit erheblicher Blutung erfordert die zur anatomischen Resektion notwendige Präparation der Hilusgefäße zuviel Zeit. Hier sollte eine direkte Resektion über Klemmen erfolgen.

Die Abb. 4a und 4b zeigen einen solchen Fall. Es handelte sich um eine schwere Zertrümmerung des oberen Milzpols mit heftiger Blutung aus den oberen Hilusgefäßen. Nach Hemisplenektomie und Ligatur der größeren Gefäße erfolgte die endgültige Blutstillung durch Abdeckung mit Fibrinkleber und Kollagenvlies. Ein Milzszintigramm am 5. postoperativen Tag zeigt eine normale Anreicherung von Tc markierten, thermoaktivierten Erythrozyten als Ausdruck einer normalen Funktion des retikuloendothelialen Systems der Restmilz (Abb. 4c). Ein CT zwei Wochen nach der Operation zeigt ebenfalls ein intaktes Teilorgan ohne Hämatom- oder Zystenbildung (Abb. 4d).

Nachdem sich Milzresektionen zur Organerhaltung bei traumatischen Läsionen bewährt haben, stellt sich natürlich die Frage, ob sie auch bei anderen Indikationen sinnvoll zur Anwendung kommen könnten. Hier kommen besonders Staging Verfahren beim M. Hodgkin in Frage. Klassischerweise umfaßt die Staging-Laparotomie die

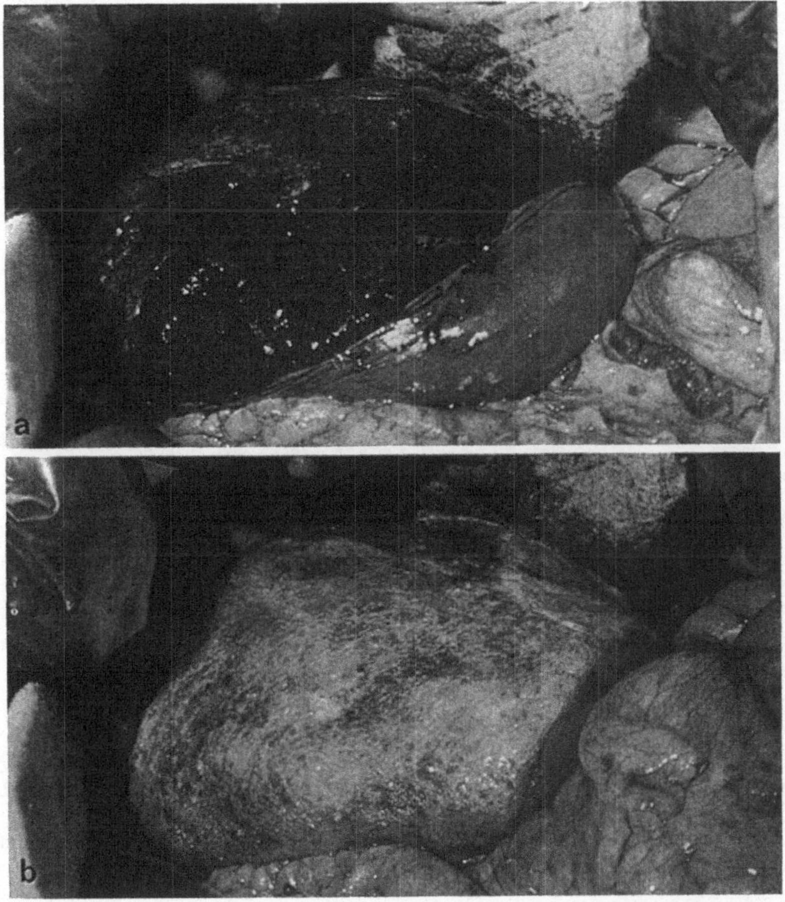

Abb. 3a, b. Versorgung eines großen, iatrogen entstandenen Kapseldefektes. **a** Nach Mobilisierung der Milz Abdichtung der hinteren Defekthälfte mit Kollagenvlies; **b** Völlige Bluttrockenheit nach Verklebung des Restdefektes

Splenektomie; dieses Konzept ist jedoch in letzter Zeit Gegenstand lebhafter Diskussion. So haben Untersuchungen von Strauch u. Mitarb. gezeigt, daß bei Kindern mit Morbus Hodgkin die Splenektomie-bedingte Mortalität selbst bei selektiver Anwendung dieses Verfahrens höher liegt als die der Grundkrankheit selbst [13]. Wenn man weiterhin bedenkt, daß nur bei 30% der Hodgkin-Patienten die Milz zum Zeitpunkt der Diagnosestellung befallen ist [6] und zudem die Häufigkeit des isolierten Befalls nur eines Milzpols lediglich 11,6% beträgt, so reduziert sich die Wahrscheinlichkeit, im Rahmen einer Hemisplenektomie den Milzbefall nicht nachweisen zu können auf etwa 4%. Dieser Mangel an diagnostischer Genauigkeit wird jedoch durch die Vermeidung der Postsplenektomiesepsis sicherlich aufgewogen. Die diagnostische Teilresektion der Milz ist dementsprechend ein Konzept, das ernsthaft geprüft werden muß.

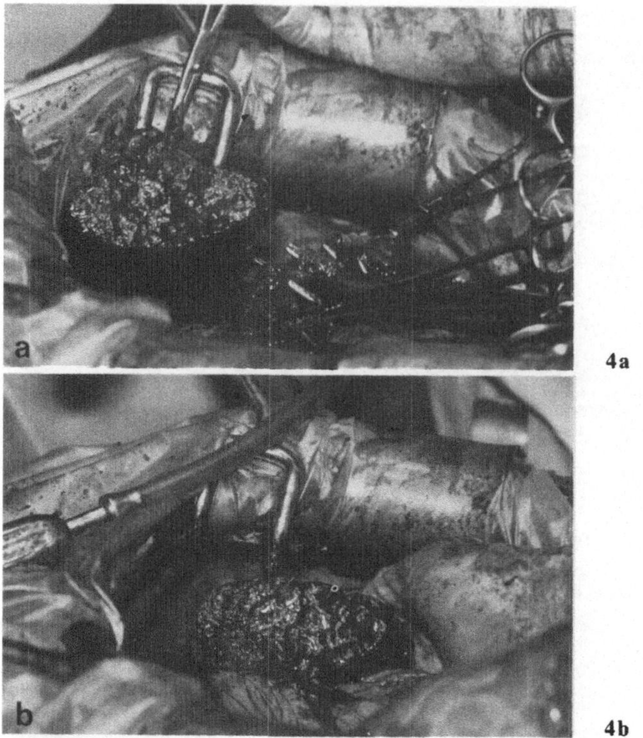

4a

4b

Abb. 4a–d. Hemisplenektomie bei isoliertem Trauma des kranialen Milzpols mit Zerreißung der oberen Polarterie. **a** Die kraniale Milzhälfte (links) ist über Klemmen abgetragen; **b** Restmilz in situ; **c** Perfusionsszintigramm mit ^{99m}Tc-markierten, thermisch geschädigten Erythrozyten; gute Speicherung in der Milz als Zeichen einer normalen Filtration; **d** Computertomogramm 2 Wochen postoperativ: normale Struktur der Restmilz, keine Zysten, kein Hämatom

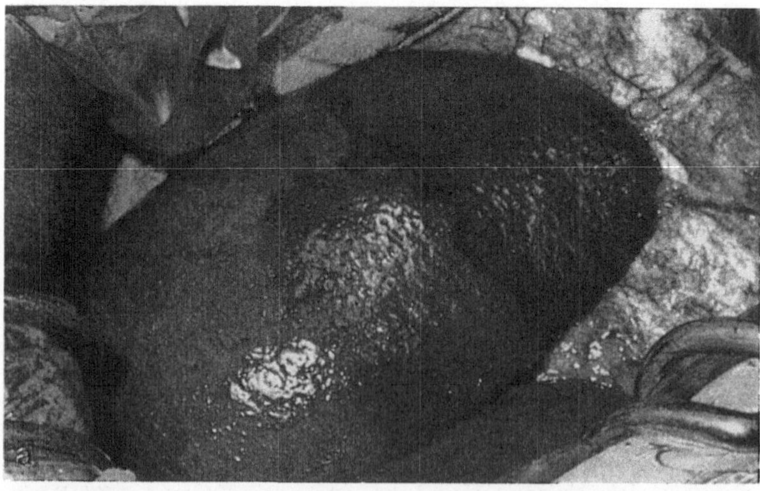

5a

Abb. 5a, b. Diagnostische Milzresektion bei Morbus Hodgkin. **a** Nach Ligatur der unteren Polgefäße scharfe Demarkierung der nichtdurchbluteten Milzhälfte; **b** Völlige Bluttrockenheit nach Aufkleben von Kollagenvlies

4c

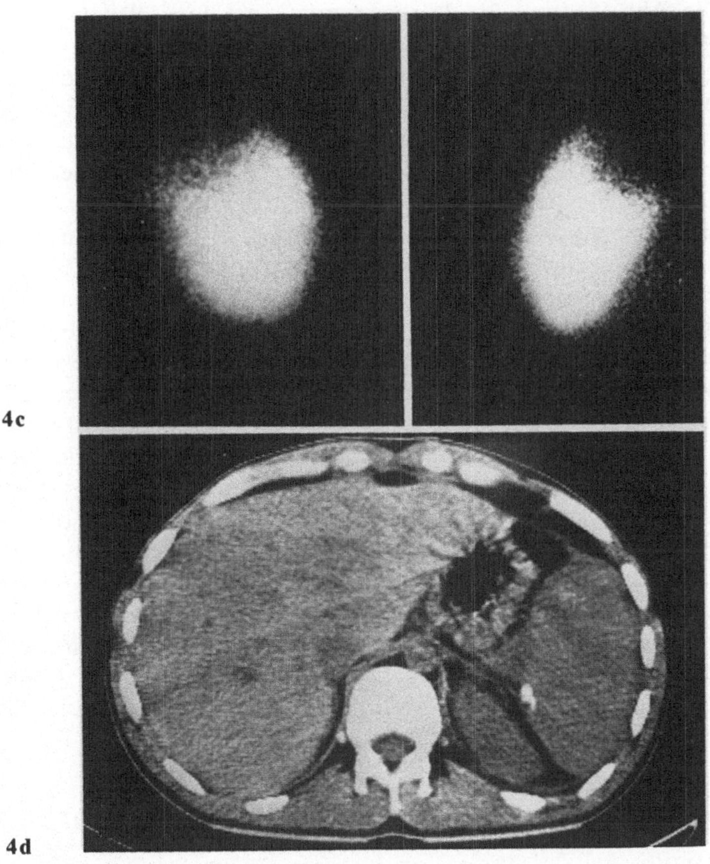

4d

5b

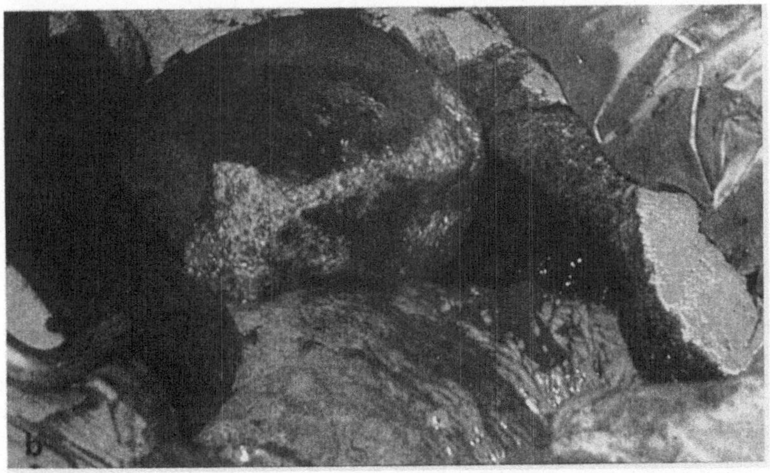

Die Abb. 5a und 5b demonstrieren eine Hemisplenektomie im Rahmen einer Staging-Laparotomie bei Morbus Hodgkin. Nach Ligatur der segmentalen Hilusgefäße zeigt sich eine deutliche Demarkationslinie, entlang der die Resektion erfolgt. Die endgültige Blutstillung wird durch Abkleben mit Kollagenvlies erreicht.

Im Folgenden sollen die gezeigten Fallbeispiele durch eine statistische Zusammenfassung unserer Ergebnisse ergänzt werden. Insgesamt wurden im Zeitraum 1979 bis 1984 188 Fälle behandelt (Tabelle 1). Bei den intraoperativen Verletzungen war die Fibrinklebung in 93% und bei den traumatischen Rupturen in 84% erfolgreich. Hierbei ist jedoch zu beachten, daß besonders in den ersten 2 Jahren dieses Zeitraums bei einer nicht unbeträchtlichen Anzahl von Milzverletzungen die Klebung überhaupt nicht zur Anwendung kam, da diese nicht für geeignet gehalten wurden. Um die wahre Leistungsfähigkeit dieser Methode zu beurteilen ist es aber wichtig zu wissen, in welcher Höhe die Milzerhaltungsrate bei allen zur Beobachtung kommenden Fällen liegt. In Tabelle 1 ist dies für den Zeitraum 1981–1984 dargestellt. Man erkennt, daß die intraoperativen Verletzungen, die ja meist leichterer Natur sind, weiterhin sehr günstig abschneiden. Die Fibrinklebung konnte immerhin in 92% zur Anwendung kommen, was in einer Milzerhaltungsrate von 84% resultierte. Demgegenüber waren bei den traumatischen Rupturen nur 65% für die Klebung geeignet, während die übrigen vor allem wegen schwerer Begleitverletzungen und der klinischen Gesamtsituation, seltener wegen der Natur der Milzverletzung, ausschieden. Dadurch reduzierte sich die Milzerhaltungsrate in dieser Gruppe auf 55%.

Abschließend noch die Ergebnisse der Milzresektionen (Tabelle 2). Insgesamt wurden bis einschließlich 31. 12. 1984 28 Resektionen aus den in Tabelle 2 angegebe-

Tabelle 1. Milzerhaltung durch Fibrinklebung (1. 1.1981–31. 12. 1984)

Indikation	Intraoperative Verletzung	Traumatische Ruptur
Beobachtete Fälle	109	110
Fibrinklebung	100 = 92%	72 = 65%
Milzerhaltung	92	60
Erfolgsquote	92%	83%
Milzerhaltungsrate	84%	55%

Tabelle 2. Milzresektion – Indikation, Resektionsausmaß, Ergebnis (1. 11. 1981–31. 12. 1984)

	kl. Resektion ≤ ⅓ Milz		gr. Resektion > ⅓ Milz	
	n	erfolgreich	n	erfolgreich
Intraoperative Verletzung	4	3	–	–
Traumatische Ruptur	8	8	6	6
Staging-Laparotomie	2	2	7	7
Tumorresektion	–	–	1	1
Gesamt	14	13	14	14

nen Indikationen durchgeführt. Hierbei war nur eine Resektion wegen einer intraoperativen Milzverletzung nicht erfolgreich. Wegen persistierender Blutung mußte die Splenektomie in gleicher Sitzung erfolgen. In allen anderen Fällen gab es weder intra- noch postoperativ Probleme, die mit der Resektion in Zusammenhang standen. Zwei polytraumatisierte Patienten verstarben als Folge eines Schädel-Hirntraumas. Bei der Sektion war das Op-Gebiet intakt.

Literatur

1. Aigner K, Schwemmle K, Dobroschke J, Hild P, Henneking K, Bauer M, Teuber J, Schwetlick G (1981) Reimplantation von Milzgewebe nach geburtstraumatischer Milzruptur. Langenbecks Arch Chir 354:39
2. Buntain WL, Lynn HB (1979) Splenorrhaphy: Changing concepts for the traumatized spleen. Surgery 86:748
3. Burrington JD (1977) Surgical repair of a ruptured spleen in children. Arch Surg 112:417
4. Cioffiro W, Schein CJ, Gliedman ML (1976) Splenic injury during abdominal surgery. Arch Surg 111:167
5. Danforth DN, Thorbjarnarson B (1976) Incidental splenectomy. Ann Surg 150:124
6. Haque AU, Hudson P, Wood G, Lindsey NJ (1984) Splenic autotransplant and residual partial spleen: prevention of septicemia. Jpn J Surg 14:407
7. Harder F, Klco L, Tondelli P (1979) Komplikationen nach Splenektomie. Therapiewoche 29:853
8. La Mura J, Chung-Fat SP, San Filippo JA (1977) Splenorrhaphy for the treatment of splenic rupture in infants and children. Surgery 81:497
9. Leonard AS, Giebink GS, Baesel TJ, Krivit W (1980) The overwhelming postsplenectomy sepsis problem. World J Surg 4:423
10. Mitterstieler G, Mueller W, Hammerer I, Höpfel-Kreiner I (1978) Disseminierte intravasale Gerinnung bei Pneumokokkensepsis nach Splenektomie. Z Kinderchir 25:8
11. Olsen WR, Beaudoin DE (1970) Surgical injury to the spleen. Surg Gynecol Obstet 130:57
12. Sherman R (1980) Perspectives in management of trauma to the spleen. J Trauma 20:1
13. Strauch S, Schellong G, Wannenmacher M (1984) Abgestufte Chemotherapie und reduzierte Strahlentherapie beim Morbus Hodgkin im Kindesalter: Zwischenbericht der kooperativen Therapiestudie HD 82. Onkologie 7:217

Versorgung von parenchymatösen Organen mittels Fibrinklebung, Infrarot-Kontakt-Koagulation und Laserkoagulation

G. Höllerl

Krankenhaus der Elisabethinen, Elisabethinengasse 14, A-8020 Graz

Chirurgische Maßnahmen zur Blutstillung an Leber und Milz sind häufig mit Schwierigkeiten verbunden und oft nur begrenzt durchführbar [3]. Die Hauptkomplikationen nach Eingriffen an der Leber sind die Nachblutung, die postoperative Gallefistel – und als Folge von beidem – die Entstehung von Abszessen. Bei traumatischer oder intraoperativer Milzverletzung galt bisher die Splenektomie als risikoarme und für das weitere Leben des Patienten bedeutungslose Operation. Wegen der lebenslang persistierenden Störungen des Immunsystems versucht man heute bei kleineren Verletzungen die Milz zu erhalten. Die Erhaltung der verletzten Milz gewinnt dabei durch Berichte über septische Schockgeschehen und über das gehäufte Auftreten von septischen Erkrankungen („overwhelming sepsis") nach Splenektomie in den letzten Jahren zunehmend an Bedeutung [1, 5].

Nachfolgend möchte ich nun über die Ergebnisse im Tierversuch über drei verschiedene Methoden zur Defektheilung an Leber und Milz berichten: Die Defektklebung des Parenchyms mittels humanem Fibrinkleber, die Koagulation mit Hilfe der Infrarot-Kontakt-Koagulation einerseits, und des Neodym-YAG-Lasers andererseits [2]. Als Versuchstiere verwendete ich Kaninchen, Hausschweine und Schafe. Bei den Schweinen und Kaninchen wurde die Milz bis auf einen dünnen Steg durchtrennt, an der Schafsmilz wurde ein etwa 3 cm tiefer Schnitt gesetzt, an der Leber führten wir Teilresektionen durch. 30 Minuten, 4, 7, 10, 30 und 80 Tage nach der Operation wurden die Tiere getötet und die versorgten Organe entnommen.

Fibrinklebung

Bei der Gewebeklebung mit Fibrinogen, der Hauptkomponente der Plasmafraktion, wird die sog. zweite Phase der Blutgerinnung, die Umwandlung von Fibrinogen in Fibrin, imitiert. Ich verwendete humanes Fibrinogen-Kryopräzipitat* und, um das vorzeitige Abschwemmen des Klebergemisches zu verhindern, ein Kollagen-Tampon** oder einen autologen freien Faszienlappen als Trägersubstanz. Das Klebergemisch war vor allem bei starker Blutung immer wieder von der Milz abgeschwemmt worden.

Der Vorgang der Klebung geht folgendermaßen vor sich: Die zu klebenden Parenchymflächen werden möglichst trocken getupft. Fibrinklebergemisch wird auf das Kollagenvlies, oder auf die Faszie aufgetropft und vermischt. Es bildet sich sogleich

---

* Firma Immuno Wien
** Dr. Ruhland, Neustadt a. d. Donau

Neue Techniken
in der operativen Medizin
Hrsg. von M. Reifferscheid

ein farbloses Gel, und der derart aufbereitete Träger wird mittels Spatel zirka 1 Minute mit zartem Druck auf die Wundfläche aufgepreßt. So wird versucht, die Wundfläche relativ blutfrei zu halten, um zu vermeiden, daß das Fibrinklebergemisch weggespült wird. Wie ein Blutkoagel haftet der Kleber dann an den Wundrändern. Bei der Fibrinklebung an Leber und Milz sind die Verhältnisse dann ideal, wenn das Fibrinklebergemisch bis auf die gesunde Kapsel reicht, so daß die Wunde sicher gedeckt ist. Der Fibrinstreifen zwischen Wundfläche und Trägersubstanz sollte dabei gleichmäßig schmal sein. Der Kleber soll nach Möglichkeit nicht im Überschuß aufgetragen werden, da es dadurch zu Zystenbildungen mit verzögerter Resorption und Vereiterung kommen kann.

Histologie

Bei der Fibrinklebung mit Kollagen-Tampons als Träger ist postoperativ der kraterförmige Defekt exakt abgedichtet. Der Kleber hat sich an die Unebenheiten der Wundfläche anmodelliert, das Kollagenvliesmaschenwerk ist vom Fibrinkleber angefüllt, Blutungen werden vom Vlies wie von einem Schwamm aufgenommen, nur am Rand finden sich kleine Blutungsreste (Abb. 1). Nach 10 Tagen ist die gesamte Wundfläche bereits von einem 1,5 mm breiten jungen Granulationsgewebe bedeckt (Abb. 2). Nach 30 Tagen ist die Wunde praktisch vollkommen narbig verheilt.
Bei der Fibrinklebung mit autologem freiem Faszienlappen als Träger hat sich auch hier unmittelbar postoperativ das Fibrinklebergemisch exakt an die Unebenheiten der Wundfläche anmodelliert. Der Defekt wird quasi „versiegelt", die darauf aufgebrachte Faszie haftet locker am Fibrinkleber (Abb. 3).

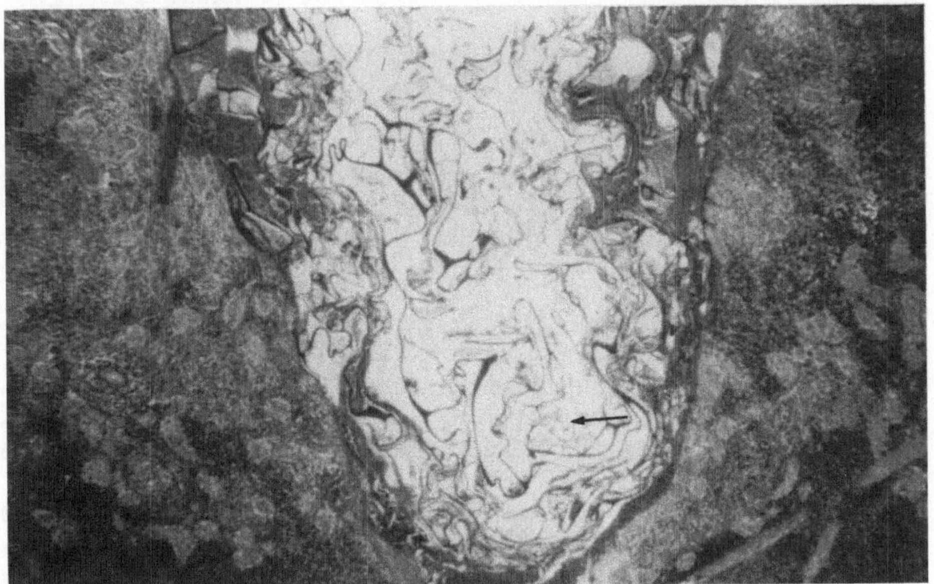

Abb. 1. Schweinemilz, Fibrin-Kollagenvlies, 30 Minuten postoperativ: kraterförmiger Substanzdefekt, erfüllt von Kollagenvlies, Fibrinklebergemisch und Erythrozyten

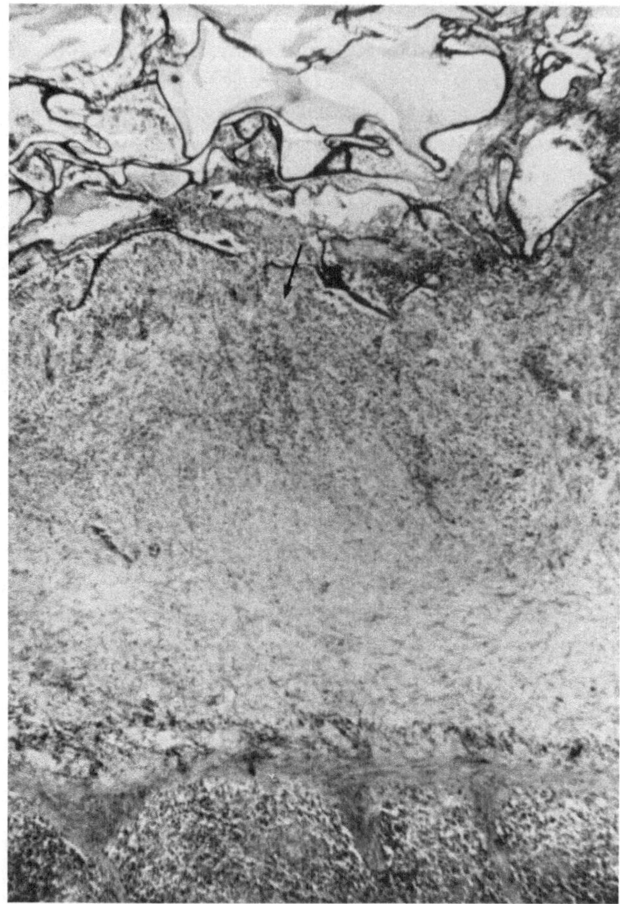

Abb. 2. Schweinemilz, Fibrin-Kollagenvlies, 10 Tage postoperativ: junges Granulationsgewebe zwischen Milz und Kollagenvlies. Im Maschenwerk des Vlies noch Fibrinklebergemisch

Nach 10 Tagen ist die Faszie – wie bei der Klebung mit Kollagentampons – mit der Wundfläche durch einen schmalen 1–1,5 mm breiten Granulationssaum verbunden. Auch die Faszie ist wie das Vlies nach 30 Tagen mit der Milz großflächig verwachsen.

Infrarot-Kontakt-Koagulation

Bei der IRK gelingt die Blutstillung parenchymatöser Organe mittels Infrarotlicht in Kombination mit mechanischem Andruck [4]. Das Prinzip liegt darin, daß das Hämoglobin der Erythrozyten Infrarotlicht absorbiert, die frei werdende Energie die Erythrozyten verklebt und es somit zum Verschluß von kleinen Blutgefäßen kommt. Durch das Anpressen des Koagulators wird Blut von der Wundfläche verdrängt und werden Gefäße komprimiert. Man geht so vor, daß die Wunde kurzfristig mittels Tupfer komprimiert wird, um sie möglichst trocken zu bekommen. Dann wird vom oberen Rand nach unten koaguliert, wobei es zweckmäßig ist, zuerst die größten, stärker blutenden Gefäße zu behandeln.

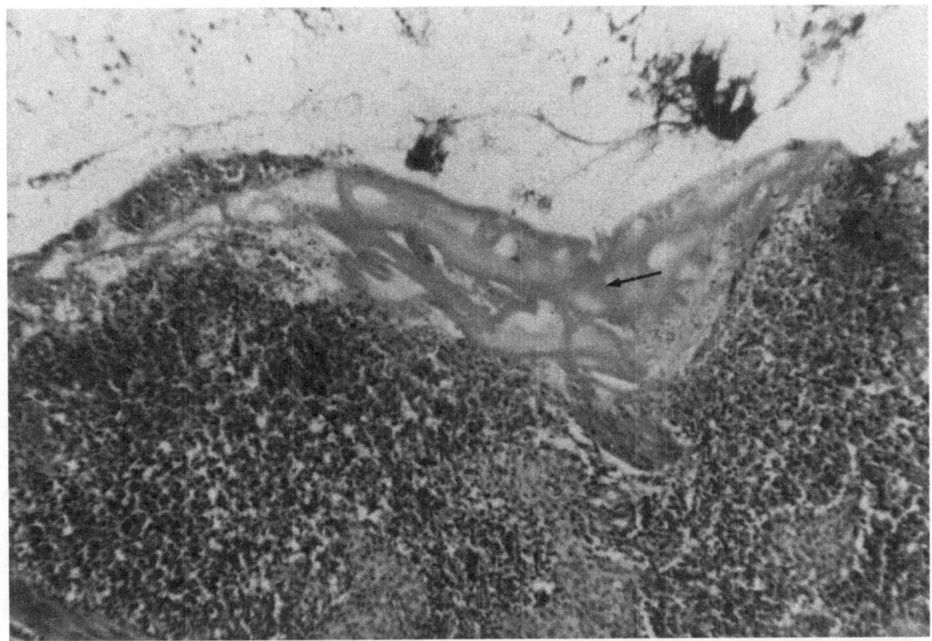

Abb. 3. Schweinemilz, Fibrin-Faszie, 30 Minuten postoperativ: Versiegelung der Wundfläche durch zwischen Milzgewebe und Faszie gelegenes Fibrinklebergemisch

Histologie

Die Nekrose reicht nach etwa 2–4 Sekunden Behandlungsdauer durch den Koagulator bis zu einer Tiefe von 7 mm. Diese Nekrose gliedert sich in eine oberflächliche, verzystete Verbrennungsnekrose, in der Zellgrenzen nicht mehr zu erkennen sind; darauf folgt eine Koagulationsnekrose. Dieser Schicht folgt als Grenze zum normalen Parenchym eine hämorrhagische Randzone (Abb. 4).

10 Tage nach der Koagulation ist die Nekrose an der Oberfläche durch junges Bindegewebe bereits vollständig abgedeckt. Das Bindegewebe wächst vom Rand der Nekrose, von der intakten Kapsel ausgehend über die Nekrose rasenartig hinweg und ist zu diesem Zeitpunkt durch eine einreihige Serosazellage abgedeckt (Abb. 5).

80 Tage nach der Koagulation sind im Gewebe immer noch, allerdings abgekapselte, Nekrosezonen nachweisbar.

Laserkoagulation

Ebenfalls versuchte ich den Neodym-YAG-Laser zur Blutstillung an Leber und Milz. Ein Teil der Laserstrahlen wird vom Gewebe reflektiert, der Rest dringt in das Gewebe ein und wird in Wärme umgewandelt, was zum Erhitzen des Gewebes führt. Die Histologie ist der der IRK fast identisch und verkohlte Nekrosereste sind ebenfalls nach 80 Tagen immer noch nachweisbar.

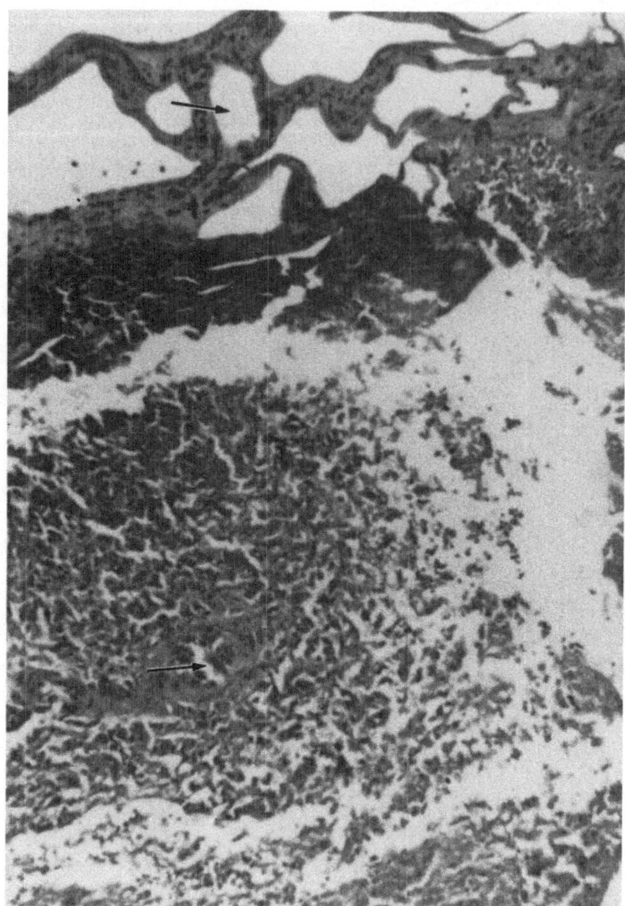

Abb. 4. Schweinemilz, Infrarot-Kontakt-Koagulation, 30 Minuten postoperativ: verzystete Nekrosezone an der Milzoberfläche, darunter von Spalten durchsetzte nekrotische Milzpulpa. Ein kleines Gefäß ist partiell thrombosiert

Diskussion

Beim Vergleich der Methoden sehe ich die Möglichkeit der Blutstillung mit Hilfe des humanen Fibrinklebers in Kombination mit Kollagen-Tampons als Trägersubstanz als fast optimale Methode an. Ohne Träger besteht die Gefahr des Abschwemmens des Klebergemisches, auch konnte ich bei der Klebung ohne Träger das Abheben des bereits polymerisierten Klebers von der Wundfläche beobachten. Kollagen-Tampons sind in ihrer Handhabung dem Faszienlappen überlegen, sie lassen sich besser an die Wunde anschmiegen, wobei zusätzlich die Schwammwirkung des Vlies zu tragen kommt.

Bei beiden Methoden war es zu keiner Nachblutung gekommen, 4 Tage nach der Operation ließ sich sowohl die Faszie als auch das Vlies nur noch mit Gewalt von der Wundfläche lösen. Der Faszienlappen hätte eventuell den Vorteil, daß er als körpereigenes Material besser einwächst, wogegen das Kollagenvlies auch 30 Tage nach dem Eingriff noch immer nicht restlos resorbiert war, worin ich aber keinen Nachteil sehen konnte.

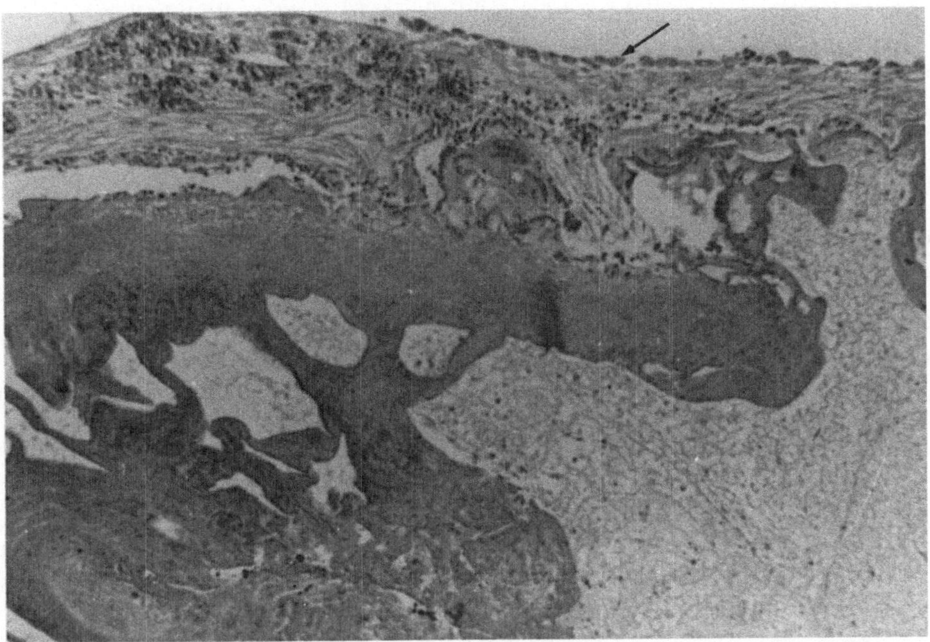

Abb. 5. Kaninchenmilz, Infrarot-Kontakt-Koagulation, 10 Tage postoperativ: das nekrotische Milzparenchym von gefäßreichem Granulationsgewebe bedeckt. An der Oberfläche regenerierte Serosadeckzellen

Die Blutstillung der Leber und Milz gelang mittels IRK ebenfalls problemlos. Allerdings mußte bei stärkerer Blutung oft mehrmals nachkoaguliert werden, um absolute Bluttrockenheit zu erreichen. Besonders bei kleinen oberflächlichen, iatrogen bedingten Verletzungen der Milz und auch bei der Leberresektion oder bei Blutungen im Bett der Gallenblase ist die IRK ein gutes Hilfsmittel zur Blutstillung, da sie technisch leicht und auch sehr rasch durchführbar ist. Dagegen ist die Fibrinklebung allein schon durch das Erwärmen der Klebersubstanzen zeitaufwendiger.
Die Blutstillung mittels Laserkoagulation hat eher akademisches Interesse, allein der technische Aufwand limitiert die Methode, außerdem gestaltete sich die berührungslose Laserkoagulation bedeutend schwieriger als die IRK mit etwa gleichen Heilungsergebnissen.

Klinische Ergebnisse

Wir haben inzwischen die Fibrinklebung mit Kollagenvlies als Träger und die IRK in unser Routinebehandlungsschema bei traumatischen und intraoperativ iatrogenen Verletzungen an Leber und Milz aufgenommen. Wir gehen so vor, daß Kapselrisse der Milz und glatte Leberverletzungen koaguliert werden, größere und besonders tiefe klaffende Verletzungen des Parenchyms sowohl an der Leber und Milz mittels Fibrinklebung versorgt werden. Hierbei werden zuerst stärker blutende Areale durch

kleine Kollagentampons versorgt, anschließend die gesamte Wunde durch größere Tampons geklebt. Nur bei Milzrupturen wird das Organ noch entfernt.
18 Patienten mit Milzverletzung wurden mittels Klebung versorgt, 5 Patienten mittels Koagulation. In 2 Fällen mißlang die Klebung bei zu starker Blutung und aus Zeitgründen und wegen des schlechten AZ mußte die Splenektomie angeschlossen werden.
22 Patienten mit Leberverletzung wurden mittels Fibrinklebung behandelt, 6 mittels IRK.

Literatur

1. Balfanz JR, Nesbit JME, Jarbis C, Krivit W (1976) Overwhelming sepsis following splenectomy. J Pediatr 88:458–463
2. Höllerl G (1981) Versorgung der verletzten Milz mittels Fibrinklebung, Infrarot-Kontakt-Koagulation und Laserkoagulation. Acta Chir Austriaca Suppl 37
3. Klosoris E, Siedek M, Kühr J, Kozuschek W (1977) Zur Problematik der Leberverletzung. Langenbecks Arch Chir 344:61–70
4. Nath G, Kreimeir A, Kiefhaber P, Moritz K (1977) Neue Infrarot-Koagulationsmethode. In: Verhandlungsband des 9. Kongresses der Deutschen Gesellschaft für Gastroenterologie, München 1976. Perimed, Erlangen
5. Singer DB (1973) Postsplenectomy sepsis. Perspect Pediat Pathol 1:285–311

Nahttechniken im oberen Intestinaltrakt

H. Nier

Chirurgische Klinik I, Stadtkrankenhaus, Starkenburgring 66, 6050 Offenbach

Unabdingbar für die komplikationslose Heilung einer Anastomose am Ösophagus, Magen- und Darmtrakt ist eine ausreichende Durchblutung und eine spannungsfreie Naht der Wundränder. Natürlich sind in ihrer Wertigkeit hierfür eine gute Naht- und Knotentechnik, geeignetes Nahtmaterial, aseptische Bedingungen im Operationsfeld und eine schonende Präoperation, der für die Anastomose verwandten Organteile nicht zu vernachlässigen!

Selbst bei Beachtung dieser Kautelen, wird es immer wieder zu Nahtbrüchen und Leckbildungen kommen, wobei die Rate derselben in gut trainierten Arbeitsgruppen sich in vergleichbaren Höhen bewegt. Es ist aber doch interessant festzustellen, daß die Rate der Anastomoseninsuffizienzen konstant abhängig ist von der Art und Lage des wiederhergestellten intestinalen Weges. Trotz vielfältiger Möglichkeiten der Anastomosierungs- und Nahttechniken – oder gerade deshalb – kann eine umfassende oder zusammenfassende Darstellung hier nicht gebracht werden. Absicht und Ziel soll es sein, einige Aspekte der eigenen Erfahrungen herauszustellen.

Eigene Untersuchungen

Die Chirurgie des Speisenröhrenkrebses erlebt derzeit eine erneute Renaissance, wenn auch leider nur unter palliativer Zielsetzung. So wurden in der Chirurgischen Klinik A der Universität Düsseldorf seit 1980 130 Speiseröhren von abdominal aus reseziert und über einen mediastinalen Hochzug des Magens mit kollarer Anastomose ersetzt.

Die Bildung des Magenschlauches nach Akyama mit Resektion von Kardia und kleiner Kurvatur nur unter Erhaltung der Gefäßversorgung durch die A. gastro-epiploica darf als bekannt vorausgesetzt werden (Abb. 1). Die kollare Anastomose im Halsbereich wurde anfangs zweireihig, später allschichtig-einreihig mit Stoß-auf-Stoß-Naht und resorbierbarem Nahtmaterial, Dexonfäden der Stärke 3 mal 0 durchgeführt. War anfangs in bis zu 30% eine Fistelbildung an der kollaren Anastomose festzustellen, so sank diese in den späteren Serien auf 10% ab. Diese Fistelbildung war stets harmlos, der Spontanverschluß erfolgte bis auf eine Ausnahme innerhalb von 10 Tagen, lediglich in einem Fall dauerte es 30 Tage [5].

Aufmerksamkeit erfordert auch die noch immer problemreiche Anastomose des Ösophagus mit dem Dünndarm bei Zustand nach totaler Magenentfernung. Hier werden durchwegs hohe Insuffizienzraten mit einer zum Teil erschreckend hohen Letalität angegeben [3]. Die Hauptursache hierfür wird darin gesehen, daß am Ösophagus der für die Anastomosenheilung so wichtige Serosaüberzug fehlt; einen

Neue Techniken
in der operativen Medizin
Hrsg. von M. Reifferscheid
© Springer-Verlag Berlin Heidelberg 1986

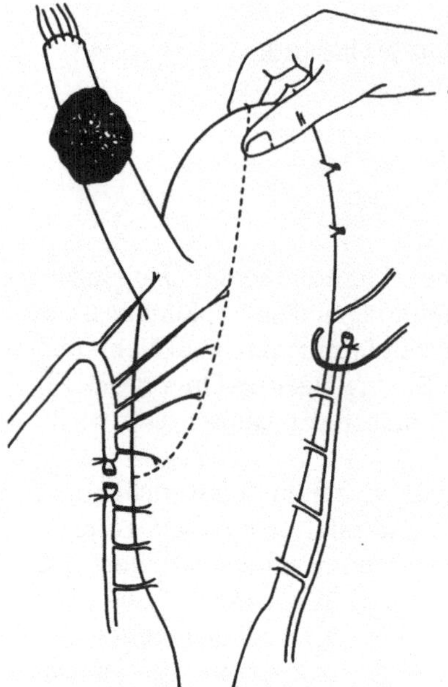

Abb. 1. Technik der Magenschlauchbildung nach Akyama.
Die Gefäßversorgung des Magenschlauches erfolgt
ausschließlich durch die A. gastroepiploica (nach 5)

zusätzlichen Faktor bildet die segmentale Gefäßversorgung der Speiseröhre, hier
ergeben sich einige Besonderheiten, die das Ausmaß der Resektion und die Lokalisation der Anastomose entscheidend beeinflussen müssen. Nach Gastrektomie und
Anastomose zwischen Jejunum und abdominalem oder mediastinalen Ösophagus
haben wir im wesentlichen die einreihige Allschichtnaht mit resorbierbarem Faden
angewandt, da sie besonders günstige Durchblutungsverhältnisse der Anastomosen-
ränder gewährleistet. Sie wird in Form einer Naht, Stoß-auf-Stoß ohne Inversion oder
Eversion ausgeführt.

In den letzten Jahren bevorzugten wir jedoch großzügig die Anwendung des EEA-
Stapler-Gerätes zur Durchführung der ösophagealen Anastomose (Abb. 2). Entsprechend haben wir das von Siewert u. Peiper angegebene Verfahren des Magenersatzes
modifiziert, um sie der Staplertechnik anzupassen [2]. Nach unseren Erfahrungen
können wir feststellen, daß diese Technik neben der Verkürzung der Operationszeit
eine geringe Minderung der Insuffizienzrate am Ösophagus von 11 auf 9% erreichen
läßt. Die perioperative Gesamtletalität – einschließlich primär palliativer Gastrekto-
mien – sinkt von 28 auf 21% ab, eventuell ein Vorteil der geringeren Operationszeiten
bei Anwendung der Staplersysteme.

Die angegebenen Raten der Insuffizienzen der gastro-jejunalen Anastomosen und
die der Duodenstumpfinsuffizienzen zeigen bei den einzelnen Autoren starke
Schwankungen. Hier spielt jedoch die Selektion des Patientengutes eine erhebliche
Rolle. So sind in den Universitätskliniken sicherlich die Sekundäreingriffe überpro-
portional vertreten, so daß sich hier eine höhere Insuffizienzrate zum Teil erklären
mag.

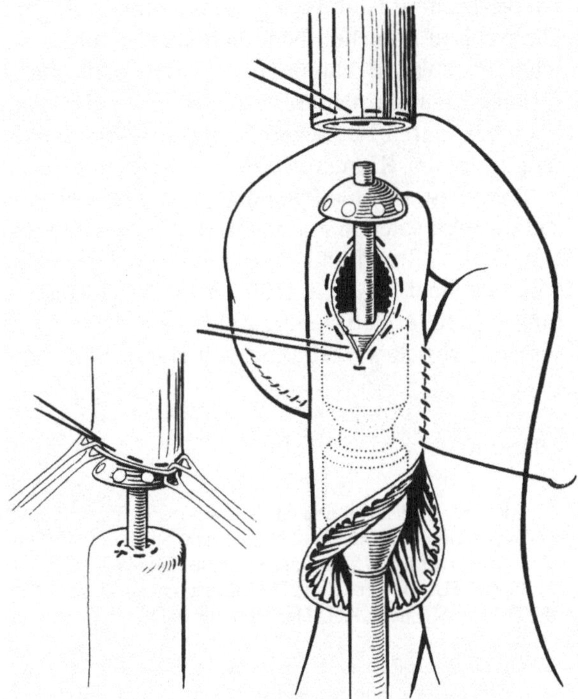

Abb. 2. Magenersatzbildung modifiziert nach Kremer [2]. Die ösophago-jejunale Anastomose kann sowohl End-zu-End oder End-zu-Seit durchgeführt werden. Der EEA-Stapler wird im letzteren Fall meist über dem blinden Stumpf des Jejunalschenkels eingeführt

Nahttechniken und Nahtmaterialien

Die in der Magenchirurgie von Jobert 1822 und Lembert 1826 propagierte, einreihige Naht mit einstülpendem Effekt, wurde später durch mehrreihige Nähte, vor allem mit dem Argument besserer, primärer Luft- und Wasserdichtigkeit verdrängt. In den letzten zwanzig Jahren traten jedoch bei der manuellen Naht wieder einreihige Nahtverfahren in den Vordergrund, hier wurde eine bessere und raschere Wundheilung sowie eine geringere primäre Stenosemöglichkeit propagiert. Es besteht kein Zweifel, daß auch mit einreihigen, mehrschichtigen Einzelknopfnähten sich ein primärer luft- und flüssigkeitsdichter Abschluß erreichen läßt.

Die invertierte Naht wird überwiegend bei mehrreihiger Anastomosentechnik mit der Gefahr der primären Anastomosenstenosierung behaftet sein, dies entfällt bei der Stoß-auf-Stoß-Naht mit schichtgerechter Wundadaption. Der mehrschichtigen, einreihigen Stoß-auf-Stoß-Naht haften allerdings auch Nachteile an: Bei der sorgfältigen Schichtadaptation ist eine große Zahl an Einzelknopfnähten notwendig, es muß eine Kontrolle der Blutstillung von Gefäßen im Schleimhautniveau durchgeführt werden. In jedem Fall wird hier der Zeitaufwand entsprechend größer sein [4].

Von den heute zur Verfügung stehenden Nahtmaterialien sind die vollsynthetischen, resorbierbaren, geflochtenen Fäden aus Polyglykolsäure oder Polyglactin in den Stärken 3 mal 0 oder 4 mal 0 als Nahtmittel der Wahl zu nennen.

Die verbreitete Einführung der Klammernahtgeräte hat doch zu einem erheblichen
Umbruch in manchen Nahttechniken geführt. Die Klammernahtgeräte amerikanischer Produktion klammern zweireihig allschichtig, wobei das Gewebe durch B-
förmige Klammern adaptiert wird. Es erfolgt keine Gewebsquetschung, wie es etwa
beim bekannten Petzschen Nähapparat der Fall ist. Hierdurch bleibt die Durchblutung distal der Klammerreihe erhalten, eine zusätzliche Übernähung der Klammer-
nahtreihe ist nicht notwendig. Zur Zeit bestehen die Klammern aus Metall, die
Zukunft mit solchen aus absorbierbarem Kunststoff hat schon begonnen.
Die tägliche Praxis im Operationssaal beweist allerdings, daß die Klammernaht-
apparate nicht in jedem Falle anzuwenden sind. Es gebietet deshalb die Verantwor-
tung gegenüber den weiterzubildenden Kollegen, ihre Anwendung auf ein vernünfti-
ges und kritisches Verhältnis von Hand- und „Maschinennaht" zu beschränken!

Literatur

1. Akyama H, Tsurumanu M, Kawamura T, Yoshimasa O (1981) Principles of surgical treatment
   for carcinoma of the esophagus. Ann Surg 194: 438–446
2. Kremer K (1982) Zur Gastrektomie. 53:649
3. Peiper HJ, Siewert R (1978) Magenersatz. 49:81
4. Thiede A, Fuchs KH, Hamelmann H (1984) Gastrointestinale Anastomosen. Chirurg 55:623–
   631
5. Ulrich B, Grabitz K, Kasperk R, Nier H, Rötzscher V (1985) Die chirurgische Behandlung des
   Ösophaguskarzinoms. Akt Chirurgie 20:221–227

Klammernaht bei Kolon- und Rektumanastomosen

A. Zehle und A. Welz

Chirurgische Klinik, Städtisches Krankenhaus, Röntgenstraße 2, 7990 Friedrichshafen

Bereits 1962 wies Reifferscheid [6] auf die Wertigkeit des Lymphabstroms für die Technik und Taktik des operativen Vorgehens bei kolorektalen Karzinomen hin. Diese bis heute geltenden taktischen Grundsätze wurden in der Magenchirurgie sogar neu aktualisiert. Die operative Technik abdomineller Eingriffe hat allerdings in diesen 23 Jahren Wandlungen erfahren. Als eine bedeutende Neuerung hat die Entwicklung maschineller Anastomosierungstechniken für die gastrointestinale Chirurgie eine immer größere Bedeutung erlangt [2]. Als ergänzendes Verfahren gilt der Einsatz humanen Fibrinklebers [5].

Die aktuelle Wertigkeit dieser Verfahren für die kolorektale Chirurgie soll durch die Beantwortung der folgenden fünf Fragen geklärt werden.

- Hat die Klammernaht heute bereits die herkömmlichen Anastomosen in der Dickdarmchirurgie ersetzt?
- Bei welchen Dickdarmeingriffen ist die Klammernaht unentbehrlich geworden?
- Welche Indikationen hat humaner Fibrinkleber in der Dickdarmchirurgie?
- Wird die Kolonanastomose durch humanen Fibrinkleber sicherer?
- Ist die Kombination von Klammernaht und Fibrinkleber vorteilhaft?

Eigenes Patientengut

Vom 1. 1. 1983 bis 31. 12. 1984 wurden an unserer Klinik 117 Koloneingriffe vorgenommen (Tabelle 1). Bei den 27 rechtsseitigen Hemikolektomien, den 9 Transversumresektionen und den 19 linksseitigen Hemikolektomien haben wir u. a. aus Kostengründen auf die Klammeranastomose verzichtet. Dies galt auch für Risikopatienten. Hier hatte die konventionelle End zu End Anastomose mit zweireihiger

Tabelle 1. OP-Taktik der 117 kolorektalen Eingriffe

Kolorektale Operationen	n = 117
Hemikolektomie rechts	27
Transversumresektion	9
Hemikolektomie links	19
Sigmaresektion	13
anteriore Rektumresektion	21
abdominosakrale Rektum amputation	17
Rektopexie	6
OP nach Hartmann	5

Neue Techniken
in der operativen Medizin
Hrsg. von M. Reifferscheid
© Springer-Verlag Berlin Heidelberg 1986

Hinterwand- und einreihiger Vorderwandnaht Vorrang. Als Nahtmaterial wurde PDS der Stärke 4 × 0 und 5 × 0 oder Vicryl der Stärke 3 × 0 und 4 × 0 verwendet. Allerdings wurde nach der Skelettierung der für die Anastomose vorgesehenen Darmanteile der Dickdarm mit dem GIA-Klammernahtgerät durchtrennt, um saubere Resektionsgrenzen ohne Behinderung durch Klemmen gewinnen zu können. Dahingegen verwendeten wir die Klammernaht mit dem EEA-Gerät gelegentlich bei Sigmaresektionen und routinemäßig bei der anterioren Rektumresektion nach Dixon.

Im genannten Zeitraum wurde 21 anteriore Rektumresektionen nach Dixon vorgenommen (Tabelle 2). 16 Patienten wiesen eine maligne und 5 eine benigne Grunderkrankung auf. Das durchschnittliche Lebensalter war 67 Jahre. Die Anastomosenhöhe lag bei jeweils einem Drittel der Patienten in 13–16 cm, 9–12 cm 4–7 cm Höhe. Verwendet wurde 10mal der mittlere EEA-Kopf (28 mm), 11mal der große EEA-Kopf (31 mm). In 12 Fällen sicherten wir die Anastomose mit humanem Fibrinkleber, welcher jeweils vor dem Auslösen der EEA-Pistole auf die Dickdarmstümpfe aufgetragen wurde.

Bei allen Patienten wurden die in Tabelle 3 aufgelisteten flankierenden Maßnahmen berücksichtigt. Präoperativ wurde eine völlige Reinigung des Enddarms durch eine orthograde Darmspülung angestrebt. Routinemäßig kam eine perioperative Antibiotikaprophylaxe für max. 24 Stunden mit Mezlocillin zum Einsatz. Intraoperativ wurde der Rektumstumpf mit Oxochlorosene gespült. Die Kontrolle der Korrektheit der Anastomose erfolgt mit Methylenblau. Dies hatte in 4 Fällen ein Nachnähen von Hand zur Folge. Pflicht ist die sorgfältige Kontrolle der im EEA-Gerät verbliebenen Anastomosenringe. Unter elektiver Voraussetzung wurde routinemäßig auf eine Kolostomie oder einen Anus praeter verzichtet.

Die technischen Schritte stellen sich wie folgt dar (Abb. 1). Zunächst werden mit Hilfe der verfügbaren Tabaksbeutelklemmen Rektum und Kolonstumpf mit je einer Tabaksbeutelnaht versehen. Dann wird das EEA-Instrument mit dem entsprechen-

Tabelle 2. Maschinelle Anastomosentechnik

operative Technik	n = 21
kleiner EEA Kopf (25 mm)	–
mittlerer EEA Kopf (28 mm)	10
großer EEA Kopf (31 mm)	12
Nachnähen von Hand erforderlich	4
Fibrinkleberanwendung	12

Tabelle 3. Flankierende prä- und intraoperative Maßnahmen bei der maschinellen kontinenzerhaltenden anterioren Rektumanastomose

orthograde Darmspülung (10 Ltr. physiol. NaCl)
perioperative Antibiotikaprophylaxe (Mezlocillin 1–2 × 2 g)
intraoperative peranale Spülung mit Oxychlorosene
Dichtigkeitskontrolle peranal mit Methylenblau
Kontrolle der Anastomosenringe
Retroperitoneale Drainage
keine Kolostomie/Anus praeter

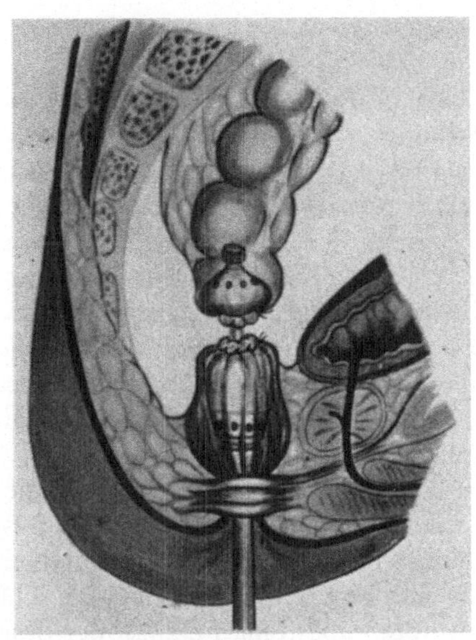

Abb. 1. Maschinelle Rektumanastomose mit dem
EEA-Gerät. Stülpen des proximalen
Dickdarmstumpfes über die obere Druckplatte.
Nach Knüpfen der oberen Tabaksbeutelnaht
Annähern der Stümpfe

den Kopf armiert und von rektal eingeführt. Nach Ausfahren der oberen Druckplatte
wird der Rektumstumpf über die untere Druckplatte geknotet – der Kolonstumpf
über die obere. Nach Zusammenpressen der Druckplatten kann die Klammeranastomose ausgeführt werden.

Den humanen Fibrinkleber verwendeten wir bei 28 kolorektalen Eingriffen – im
einzelnen bei 10 Kolonresektionen, bei 12 anterioren Rektumresektionen und bei
allen 6 Rektopexien (Tabelle 4). Im Falle der Kolonanastomosen stellten wir die
Indikation zum Fibrinklebereinsatz beim Vorliegen besonderer Risiken, z. B. bei
einem Lebensalter über 80 Jahren und bei Eingriffen in Ileusstadium. Die Anastomose wurde hierbei stets zusätzlich geklebt, d. h. der Kleber wurde auf die zu
anastomosierende Fläche vor dem Knüpfen der Nähte aufgebracht und nicht
nachträglich auf die fertiggestellte Naht. In einem Fall beachteten wir ein Versagen
der Klebung bei gleichzeitiger Nahtinsuffizienz.

Bei der anterioren Rektumresektion wurde der Kleber auf die vorbereiteten Flächen
vor der maschniellen Anastomose aufgebracht. Nach Aufeinanderpressen der
Druckplatten des EEA-Gerätes wurde zunächst jeweils 3 Minuten komprimiert und
erst anschließend anastomosiert.

Tabelle 4. Einsatz des humanen Fibrinklebers in der kolorektalen Chirurgie

Operation	Anzahl der Patienten	Versagen der Klebung (Insuffizienz)	Komplikationen	Letalität
Kolonresektionen	10	1	1	0
anteriore Resektionen	12	1	2	0
Rektopexie	6	0	0	0
Gesamt	28	2	3	0

Diskussion

Grundsätzlich sind heute sämtliche Anastomosen im Bereich des Kolons mit Hilfe des Einsatzes von Klammernahtgeräten maschinell ausführbar. Im Manual „stapling techniques in general surgery" – einer Herstellerfirma – wurden aufbauend auf den Arbeiten von Steichen [8] die entsprechenden Techniken angegeben. So läßt sich z. B. mit dem TA 30-Gerät in 3 Stufen eine End zu End Anastomose des Kolons konstruieren. Mit zweimaligem Einsatz des GIA-Gerätes kann unter Zuhilfenahme des TA 30-Gerätes eine End zu Seit Anastomose hergestellt werden. Das instrumentelle Verfahren ist jedoch teuer und erscheint uns auch nicht in jedem Fall wesentlich schneller als die herkömmliche Nahtanastomose. Wir sehen daher bei den üblichen Kolonanastomosen keine Indikation zum Einsatz der verschiedenen Klammernahttechniken.

Unentbehrlich geworden ist jedoch die Klammernaht mit dem EEA-Gerät im Bereich des Rektosigmoids. Dies gilt besonders bei der tiefen anterioren Rektumresektion. Bei diesen Eingriffen konnte mit den maschinellen Anastomosierungsverfahren eine deutliche Senkung der Letalität erzielt werden. So berichteten eine Reihe von Autoren über eine Letalität der tiefen anterioren Rektumresektion mit EEA-Anastomose zwischen 0 und 8% [3, 4, 5]. In unserer Serie verstarb ein Patient ($\triangleq 5\%$). Die Todesursache war nicht ein Versagen der Klammernaht mit Insuffizienz, sondern eine postoperative Pneumonie. Der Kranke war 79 Jahre alt und wies bei der Operation bereits ein fortgeschrittenes Tumorstadium auf ($T_3 N_2 M_1$).

Tabelle 5 zeigt die im einzelnen aufgetretenen Komplikationen. Zweimal kam es zu Stenosen, beidesmal bei dreizeitigem Vorgehen nach vorausgegangener Tumorperforation, Übernäherung und protektivem Anus praeter. Da keine zusätzliche Korrelation dieser Komplikation mit der Größe der angewandten Magazine bestand, ist es möglich, daß bei maschinellen rektalen Anastomosen ein vorgeschalteter Anus praeter sogar eher Stenosierungen im Anastomosenbereich begünstigt als Komplikationen verhindert.

Tabelle 5. Komplikationen bei 21 anterioren Rektumresektionen

Komplikationen		Verlauf
Insuffizienz	2	Heilung nach Schlürfdrainage Heilung nach Anus praeter
Anastomose primär dicht		–
Anastomose primär nachgenäht	2	
Stenose	2	erfolgreich bougiert erfolgreich endoskopisch gespalten
vorgeschalteter Transversum-Anus bei 3zeitiger Resektion	2	
Rektum-Scheidenfistel (nach kryochir. Vorbehandlung)	1	– spontan abgeheilt
Pneumonien		3 (1 †, 79 Jahre, $T_3 N_2 M_1$)
Wundheilungsstörungen		1

Nicht unkritisch sollte die von Arlt [1] angegebene Methode angewandt werden, statt der distalen Tabaksbeutelnaht des Rektums dieses mit dem TA 55-Gerät zu verschließen, die Klammernaht mit dem Dorn des EEA-Gerätes zu durchbohren und dann erst von abdominal her die obere Druckplatte aufzusetzen. Die beiden in unserem Krankengut aufgetretenen Insuffizienzen gingen auf die genannte Technik zurück. Bereits intraoperativ wurde mittels Methylenblau ein Anastomosenleck nachgewiesen, welches zum Nachnähen von Hand zwang.
Der zweite Teil der eingangs gestellten Fragen betrifft die Anwendung von humanem Fibrinkleber in der Dickdarmchirurgie. Scheele et al. [7] zeigten bereits 1978, daß die globale Insuffizienzrate nach 71 Eingriffen am Dickdarm unter Einsatz des Fibrinklebers lediglich 2,8% betrug, gegenüber 15,3% bei 199 Operationen ohne Fibrinkleber. Obwohl diese guten Ergebnisse nicht unwidersprochen geblieben sind, verwendeten auch wir ab 1981 den humanen Fibrinkleber bei der tiefen anterioren Rektumresektion (Anastomosenhöhe im Bereich der unteren zwei Rektumdrittel).

Zusammenfassung

Wertvoll ist der Einsatz der Klammergeräte EEA bei der kontinenzerhaltenen Rektumresektion, unentbehrlich bei sehr tiefer anteriorer Resektion. Die Bewertung dieses Eingriffes in prognostischer Hinsicht, d. h. in bezug auf die Häufigkeit von Lokalrezidiven ist noch unsicher.
Humaner Fibrinkleber hat seine Einsatzberechtigung bei Risikoanastomosen des Kolons. Er vereinfacht die Rektopexie bei Rektalprolaps und ergänzt sinnvoll die anteriore tiefe Rektumresektion mit Klammernahtgeräten. Eine sorgfältige Prüfung dieser Thesen durch prospektive Studien ist jedoch noch erforderlich.

Literatur

1. Arlt B, Wildmann (1984) Eine neue Modifikation der maschinellen Nahttechnik bei tiefer Rektumanastomose. Chirurg 55:53–54
2. Bockelmann D v, Thiede A, Hamelmann H (1983) Die Wertigkeit der zirkulären Nähinstrumente in der kolorektalen Chirurgie. Schleswig-Holsteinisches Ärzteblatt 9:585
3. Kremer K (1980) Maschinelle Anastomosen in der Rektumchirurgie. Kongreßbericht. Langenbecks Arch Chir 352:393–394
4. Krumme H, Müller M (1983) Die kolorektale Klammernahtanastomose. Chir Praxis 32:267–273
5. Marczell A, Efferdinger F, Spoula H, Stierer M (1979) Anwendungsbereich des Fibrinklebers in der Abdominalchirurgie, Acta Chirurgica Austriaca 11:137–141
6. Reifferscheid M (1962) Darmchirurgie. Georg Thieme, Stuttgart
7. Scheele J, Herzig J, Mühe E (1978) Anastomosensicherung am Verdauungstrackt mit Fibrinkleber. Nahttechnische Grundlagen, experimentelle Befunde, klinische Erfahrungen. Zbl. Chirurgie 103:1325–1336
8. Steichen FM (1984) Entwicklung mech. Klammernahtgeräte: ausgewählte Techniken und Prinzipien. Internationales Klammernahtsymposium, Düsseldorf
9. Theiss R, Junginger Th, Eitenmüller J (1982) Ergebnisse Spinkter-erhaltender kolorektaler Klammernaht-Anastomosen. Fortschr Med 44:2054–2059
10. Wiedmann (1983) Die linksseitige Kolonresektion, ein- oder mehrzeitiges Vorgehen unter dem Aspekt neuer maschineller Anastomosentechnik. Med Welt 733:564

Thorakoskopische Emphysemblasenabtragung und Fibrinklebung beim Spontanpneumothorax

D. Kaiser

Chirurgische Abteilung, Lungenklinik Heckeshorn/Krankenhaus Zehlendorf,
Am Großen Wannsee 80, 1000 Berlin 39

Einleitung

Durch konsequente histologische Untersuchungen an mehr als 100 Operationspräparaten gelang es Masshoff und Höfer 1973 den Nachweis zu führen, daß sich auch beim sog. idiopathischen Spontanpneumothorax immer pathologisch morphologische Veränderungen an Lunge und Pleura feststellen lassen [3]. Somit ist das Austreten von Luft in den Pleuraspalt bei diesem Krankheitsbild ebenfalls lediglich als ein Symptom einer Veränderung im Bereich des pleuropulmonalen Funktionsgefüges anzusehen, wie wir es vom sog. symptomatischen Spontanpneumothorax kennen.
Da durch alleinige Drainagebehandlung des Spontanpneumothorax die Ursache des Luftaustritts – nämlich die Veränderungen an Lunge und Pleura nicht beseitigt werden, erklärt sich die hohe Rezidivquote von 10–30% beim Spontanpneumothorax nach alleiniger Drainagebehandlung, die beim erneuten Rezidiv sogar auf 37% ansteigt [1].

Problemstellung

In Anwendung der Erkenntnis, daß sich bei jedem Spontanpneumothorax Veränderungen an Lunge und Pleura finden lassen, stellten wir folgende Forderung auf:
Führt die alleinige Drainagebehandlung beim Spontanpneumothorax innerhalb von 5 Tagen nicht zur Ausdehnung der Lunge oder kommt es nach erfolgreich durchgeführter Drainagebehandlung zum Rezidiv, so müssen sich im pleuropulmonalen Funktionsgefüge Veränderungen finden, die der endgültigen Wiederausdehnung der Lunge im Wege stehen.

Methodik

Seit 1980 führen wir deswegen bei allen Patienten mit therapieresistentem Pneumothorax oder mit einem Pneumothoraxrezidiv in Intubationsnarkose die chirurgische Thorakoskopie mit dem Mediastinoskop durch [2]. Ausgenommen von diesem Vorgehen wurden Patienten mit sichtbaren röntgenologischen Veränderungen, wie sie beim großbullösen Emphysem bestehen, das wir sofort thorakotomierten.
Der Zugang erfolgt beim intubierten Patienten in Halbseitenlage relativ hoch in der vorderen Axillarlinie über einen 4–5 cm langen Hautschnitt (Abb. 1). Nach

Neue Techniken
in der operativen Medizin
Hrsg. von M.Reifferscheid
© Springer-Verlag Berlin Heidelberg 1986

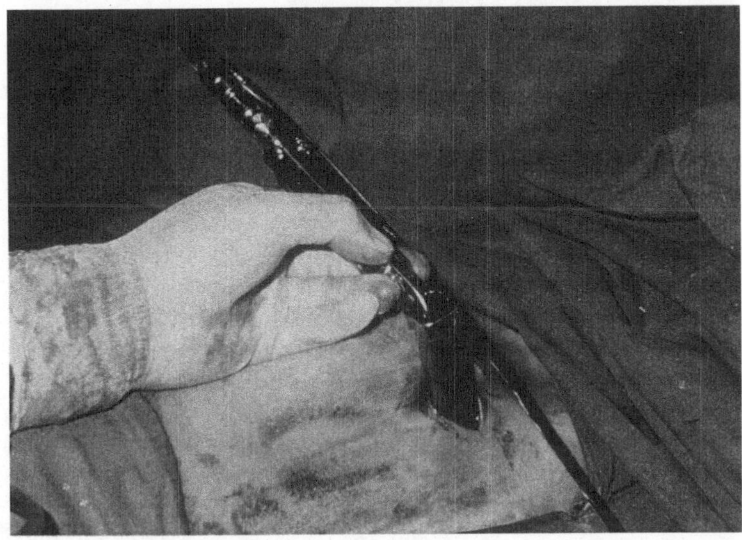

Abb. 1. Thorakoskopie mit dem Mediastinoskop nach Maaßen [2]

Durchtrennen der Interkostalmuskulatur und Eröffnen der Pleura parietalis wird das Mediastinoskop eingeführt. Der besseren Übersicht halber verwenden wir hierfür seit 1/2 Jahr ein nach unseren Wünschen angefertigtes Mediastinoskop von 24 cm Länge (Abb. 2)*.

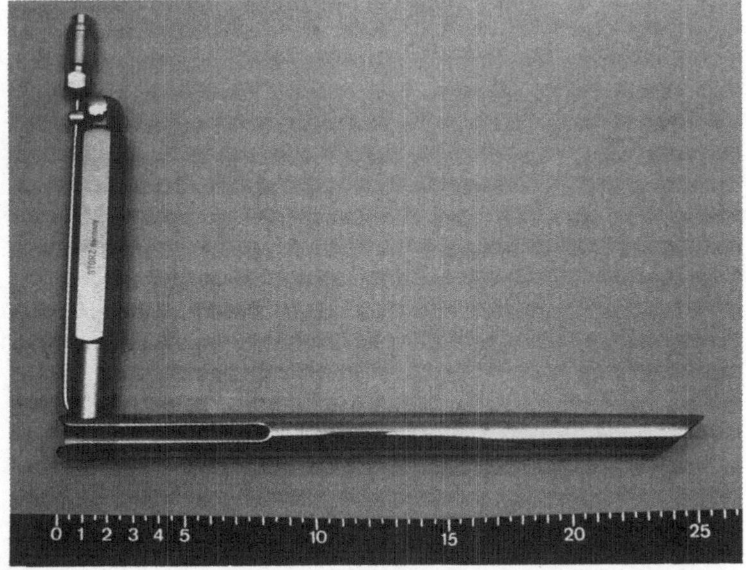

Abb. 2. Spezialmediastinoskop zur Thorakoskopie*

---

* Fa. Storz, Tuttlingen

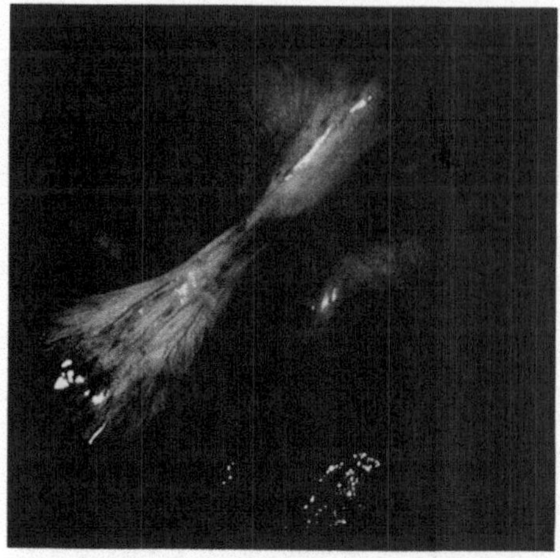

Abb. 3. Verwachsungsstrang einer
Emphysemblase mit der Thoraxwand
(thorakoskopische Aufnahme)

Vorhandene Verwachsungsstränge werden mit der Diathermiesonde durchtrennt
und Emphysemblasen nach Fassen mit der Faßzange mittels der elektrischen Schlinge
abgetragen (Abb. 3). Die Pleura parietalis wird im Bereich der Pleurakuppel mit dem
Präpariersauger angerauht, um eine mechanische Pleurodese zu erreichen. Die
viszerale Pleurafistel wird mit 2 ml Fibrinkleber unter Sicht abgedichtet. Für 48
Stunden leiten wir eine Pleuradrainage Charrière 24 außerhalb der Thorakoskopie-
wunde heraus. Während der Anästhesist die Lunge bläht, um ein Verkleben der
Fistel mit der Thoraxwand zu erreichen, erfolgt schichtweiser Wundverschluß.
Gegenüber der Thorakoskopie in Lokalanästhesie mit dem Jakobäusschen Instru-
mentarium sehen wir in unserem Vorgehen folgende Vorteile:
– Großer Instrumentierkanal am offenen sterilen System
– Bimanuelles Arbeiten mit Zangen und elektrischen Schlingen (Abb. 4)

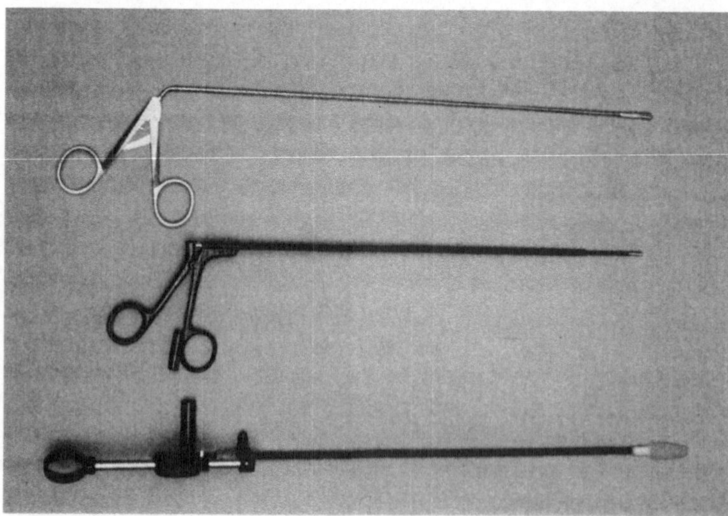

Abb. 4. Elektrische Schlinge und Faßzangen

- Evtl. Hervorziehen der Lunge in das OP-Feld und zusätzliche Naht eines größeren Pleuralecks ohne Schnitterweiterung
- Die Möglichkeit einer mechanischen Pleurodese durch Anrauhen der Pleura parietalis mit Präpariersauger oder Tupfern
- Blähen der Lunge nach erfolgter Klebung, was eine rasche Pleurodese im geklebten Fistelbereich bewirkt
- Erweiterung des Schnittes zu einer antero-lateralen Thorakotomie bei thorakoskopisch nicht sanierbarem Befund.

Kasuistik 1

Eine 29jährige Patientin wurde wegen eines linksseitigen Spontanpneumothoraxrezidivs auswärts erfolglos mit einer Drainage behandelt. Bei der Thorakoskopie fand sich als Ursache des Pneumothorax im Bereich des Oberlappens eine kleine Emphysemblase, die mit der elektrischen Schlinge abgetragen wurde.
Nach Abdichten der Resektionsfläche mit 2 ml Fibrinkleber konnte die Patientin mit gutem röntgenologischen Ergebnis nach 6 Tagen entlassen werden. Es herrscht Rezidivfreiheit seit 36 Monaten.

Kasuistik 2

Ein 30jähriger Patient, der mit dem 2. Rezidiv eines Spontanpneumothorax rechts in unsere Behandlung kam. Thorakoskopisch wurde eine Emphysemblase abgetragen und die Resektionsfläche mit 2 ml Fibrinkleber verklebt.
Das Röntgenbild zum Zeitpunkt der Entlassung zeigt eine ausgedehnte Lunge. Es herrscht Rezidivfreiheit seit 12 Monaten.

Kasuistik 3

Ein 32jähriger Patient, bei dem es trotz Drainagebehandlung über einen Zeitraum von 8 Tagen nicht zur Ausdehnung der linken Lunge gekommen war. Die Thorakoskopie zeigte drei zusammenhängende Emphysemblasen (Abb. 5, 6).
Nach Abtragen der Blasen wurde der relativ große Parenchymdefekt nach Vorziehen des Oberlappens in das OP-Feld ohne Erweiterung des Schnittes mit Naht und Fibrinkleber versorgt. Die Entlassung erfolgte am 3. Tag nach dem Eingriff. Rezidivfreiheit besteht seit 22 Monaten (Abb. 7).

Ergebnisse

Wir haben bei insgesamt 36 Patienten wegen eines Pneumothoraxrezidivs oder wegen eines persistierenden Pneumothorax die Thorakoskopie durchgeführt. 32 mal – das entspricht 89% – wurden tatsächlich morphologische Veränderungen, sei es in Form von Verwachsungssträngen oder sei es in Form von kleineren oder größeren Bläschen, gefunden.

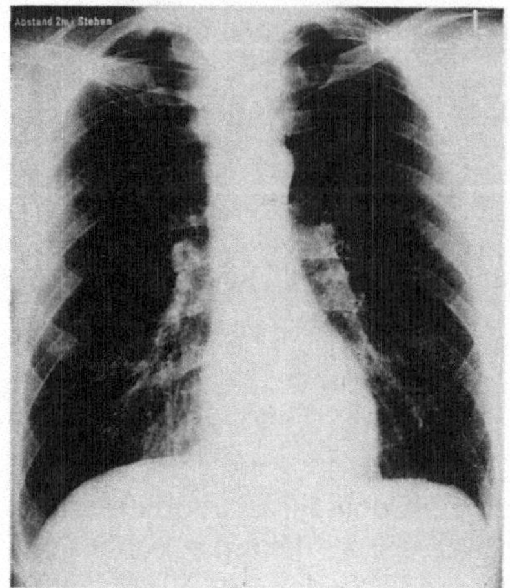

Abb. 5. Seit 8 Tagen persistierender
Spontanpneumothorax links

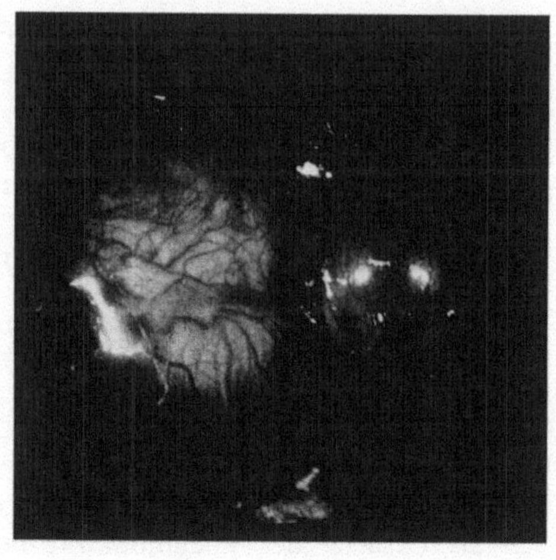

Abb. 6. Kasuistik 3: Thorakoskopischer Befund:
3 Emphysemblasen am Oberlappen

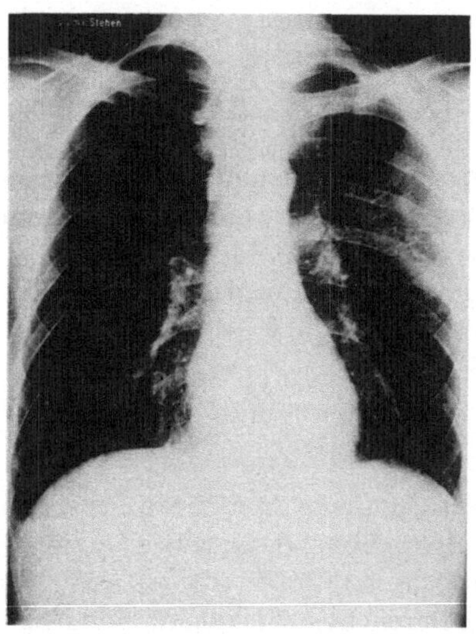

Abb. 7. Rö-Thorax nach erfolgreicher
thorakoskopischer Blasenabtragung, Naht und
Fibrinklebung

Bei 29 Patienten konnte der Befund durch thorakoskopische Maßnahmen und endoskopische Fibrinklebung behandelt werden, während in 3 weiteren Fällen das Parenchymleck durch eine zusätzliche Naht gesichert wurde (Abb. 8). Die chirurgische Thorakoskopie war in 27 von 32 Fällen erfolgreich, wobei der längste Beobachtungszeitraum 4 Jahre und der kürzeste 3 Monate beträgt. Bei 5 Patienten hatten wir mit der Methode einen Mißerfolg zu verzeichnen. Hierbei handelte es sich lediglich 3 mal um echte Versager (Tabelle 1). Bei einem Fall zeigte sich bei der Thorakotomie nach 9 Tagen der geklebte Bezirk als undicht, während sich bei dem Patienten mit einem Rezidiv nach 40 Tagen bei der Thorakotomie keine undichte Stelle mit der Wasserprobe nachweisen ließ. Bei dem 3. Patienten wurden mehrere Emphysembläs-

Tabelle 1. Spontanpneumothorax. Versager der thorakoskopischen Behandlung (n = 5)

Technischer Fehler
Ungeeigneter Fall (breite pleurale Verwachsungen)
Rezidiv nach 9 Tagen (Klebung undicht)
Rezidiv nach 40 Tagen (bei der Thorakotomie kein Luftleck gefunden)
Übersehener Befund

chen am Unterlappen nicht gesehen und der Fibrinkleber an der falschen Stelle
appliziert. Die beiden anderen Mißerfolge stammen aus der Anfangszeit und sind
nicht der Methode anzulasten. Einmal handelte es sich um einen technischen Fehler
und bei einem Patienten stellte sich bei der nachfolgenden Thorakotomie der Befund
als für die Methode ungeeignet heraus, da der Oberlappen infolge einer zirrhotischen
Lungentuberkulose breitbasige Verwachsungen mit der Pleura parietalis aufwies.
Bei 4 Patienten zeigte sich ein thorakoskopisch nicht sanierbarer Befund, so daß
sofort die antero-laterale Thorakotomie durchgeführt wurde (Abb. 8).

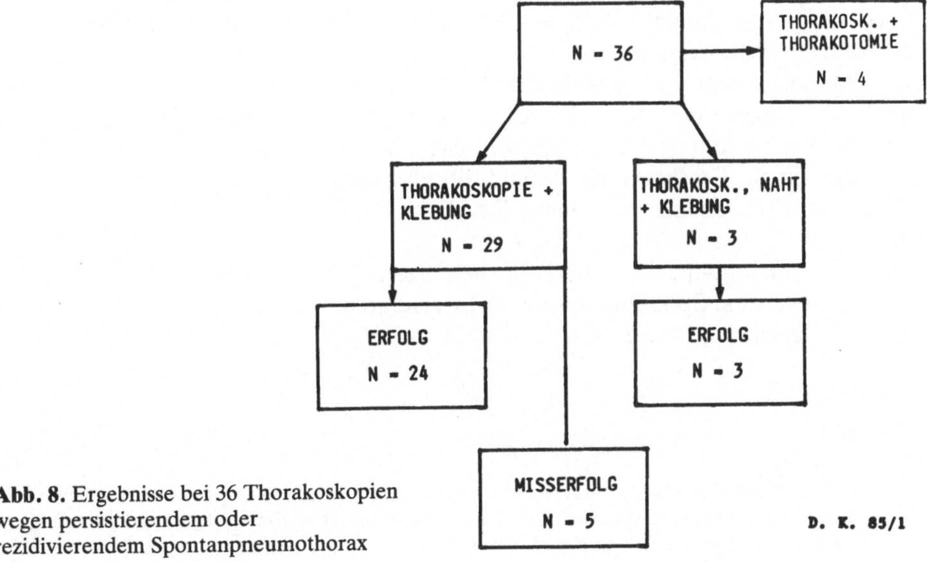

Abb. 8. Ergebnisse bei 36 Thorakoskopien
wegen persistierendem oder
rezidivierendem Spontanpneumothorax

Diskussion

Durch unsere Ergebnisse konnten wir zeigen, daß sich beim Spontanpneumothorax-
rezidiv oder beim persistierenden Pneumothorax in 89% der Fälle thorakoskopisch
sichtbare Veränderungen an Lunge und Pleura nachweisen lassen.
Eine sinnvolle Behandlung des Pneumothoraxrezidivs oder des persistierenden
Pneumothorax kann somit nur in der Beseitigung dieser Veränderungen bestehen.
Erneute oder forcierte Drainagebehandlung erscheint vor diesem Hintergrund als
nicht sinnvoll. Da auch ungezielte Maßnahmen zur Förderung der Pleurodese diese

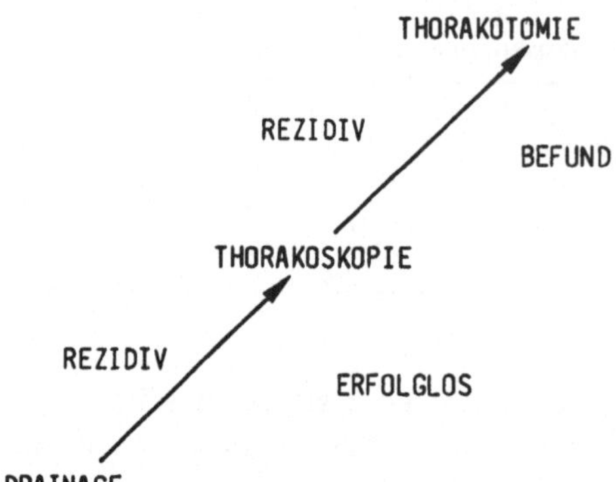

Abb. 9. Therapeutisches Procedere beim Spontanpneumothorax

morphologischen Veränderungen nicht beseitigen können, stellen sie lediglich eine symptomatische und keine ursächliche Behandlungsmöglichkeit des Krankheitsbildes dar [4, 5].

Voraussetzung für die erfolgreiche thorakoskopische Behandlung des Spontanpneumothoraxrezidivs ist, daß die Lunge noch ihre Ausdehnungsfähigkeit besitzt, d. h. noch nicht von einem Fibrinpannus überzogen ist. Die Indikation muß somit frühzeitig gestellt werden.

Kommt es nach einer Drainagebehandlung innerhalb von 5 Tagen nicht zur Ausdehnung der Lunge oder stellt sich nach vorangegangener Drainagebehandlung ein Rezidiv ein, so führen wir die chirurgische Thorakoskopie nach der geschilderten Methode durch. Erscheint der Befund thorakoskopisch nicht sanierbar, wird sofort thorakotomiert, ebenso bei einem Rezidivpneumothorax nach vorausgegangener thorakoskopischer Klebung (Abb. 9).

Durch die chirurgische Thorakoskopie lassen sich 75% der Fälle mit persistierendem oder rezidiviertem Spontanpneumothorax erfolgreich behandeln, so daß die Indikation zur klassischen Thorakotomie deutlich gesenkt wurde.

Literatur

1. Kaiser D, Wolfart W (1983) Therapeutische Prinzipien zur Behandlung des Spontanpneumothorax unter besonderer Berücksichtigung der thorakoskopischen Emphysemblasenabtragung und Fibrinklebung. Prax klin Pneumol 37:979–982
2. Maaßen M (1972) Direkte Thorakoskopie ohne vorherige oder mögliche Pneumothoraxanlage. Endoscopy 4:95–98
3. Masshoff W, Höfer W (1973) Zur Pathologie des sog. idiopathischen Spontanpneumothorax. Dtsch med Wschr 98:801–805
4. Scheele J, Mühe E, Woptner F (1978) Fibrinklebung, eine neue Behandlungsmethode beim persistierenden und rezidivierenden Spontanpneumothorax. Chirurg 49:236–243
5. Spiegel M, Benesch J, Siebenmann R (1983) Thorakoskopische Pleurodese bei Spontanpneumothorax. Prax klin Pneumol 37:976–978

Die Fibrinklebung und der Fibrinkleberantibiotikum-verbund in der Herz- und Gefäßchirurgie

Th. Wahlers und A. Haverich

Klinik für Herz-, Thorax- und Gefäßchirurgie der Medizinischen Hochschule,
Konstanty-Gutschow-Straße 8, 3000 Hannover 61

Seit der Einführung der Fibrinklebung in der Herz- und Gefäßchirurgie durch Spängler und Mitarbeiter 1978 [1] hat sich das Indikationsspektrum seine Verwendung erheblich erweitert. Mittlerweile hat die Fibrinklebung bei mehreren tausend Operationen am Herz-Gefäßsystem Verwendung gefunden. Fibrinkleber wird eingesetzt zur Abdichtung von Gefäßprothesen aus gewebten und gestrickten Materialien, zur Versorgung von Stichkanalblutungen sowie für epikardiale und myokardiale Lazerationen. Weiterhin ist er einsetzbar bei der Fixierung aortokoronarer Venenbypässe und im Fibrinkleberantibiotikumverbund.
Seit den 60er Jahren findet Dacron als Grundmaterial poröser Gefäßprothesen in der rekonstruktiven Gefäßchirurgie Verwendung. Aufgrund der Einheilung in das umgebende Gewebe sowie der Dicke und Festigkeit der inneren Kapsel kristallisierten sich im Laufe der Zeit eindeutige Vorteile hochporösen, gestrickten Dacrons heraus [3, 5]. Bei niedrigporösen, gewebten Materialien fand man eine früher einsetzende Degeneration im Bereich der inneren Kapsel mit Einrissen und Verkalkungen. Trotzdessen verblieben einige Anwendungsbereiche für niedrigporöses Material, wie der Einsatz unter extrakorporaler Zirkulation sowie der Verwendung bei Teilheparinisierung des Patienten in der Aneurysmachirurgie [12, 13].

Fibrinkleber

In der Medizinischen Hochschule Hannover wird Fibrinkleber seit 1978 zur Abdichtung poröser Gefäßprothesen verwandt. Hierzu werden die Komponenten sequentiell aufgetragen und jeweils in die Prothese einmassiert. Unter Vollheparinisierung und extrakorporaler Zirkulation implantierten wir seit Oktober 1978 insgesamt 138 Gefäßprothesen. Hiervon waren 99 gewebt, sowie 39 gestrickt. 74 der gewebten Prothesen wurden im Bereich der aszendierenden Aorta und des Aortenbogens implantiert. Elf fanden als rechtsventrikulärer pulmonalarterieller Konduit sowie 14 als Patchplastik der rechtsventrikulären Ausflußbahn Verwendung. In der Gruppe der gewebten Prothesen sahen wir keine Versager bei der Abdichtung mit Fibrinkleber. Mit Hilfe vorgeklebter, gestrickter Prothesen wurde 14 mal die Aorta ascendens ersetzt, 6 mal ein rechtsventrikulärer pulmonalarterieller Konduit angelegt sowie 19 mal ein Ventrikelpatch abgedichtet. In dieser Gruppe kam es in 2 Fällen zu einer schweren Undichtigkeit des prothetischen Materials, die in beiden Fällen ca. 20 Minuten nach Freigabe des Blutstroms auftraten und durch Hyperfibrinolyse erklärt werden muß.

Neue Techniken
in der operative Medizin
Hrsg. von M.Reifferscheid
© Springer-Verlag Berlin Heidelberg 1986

Unter Teilheparinisierung mit 100 Einheiten Heparin/kg Körpergewicht wurden 204 gestrickte Prothesen verwandt. In 42 Fällen wurde die Aorta descendens, in 25 die thorakoabdominale Aorta ersetzt. Fünf Fälle wurden im rupturierten Zustand operiert. Hier zeigten sich 2 Versager. Die infrarenale Aorta ersetzten wir 137 mal, wobei 32 Fälle im rupturierten Zustand operiert worden sind. Probleme traten in 3% aller Klebungen auf und zwar nur bei rupturierten Aneurysmen. Bei all diesen Fällen handelte es sich um Zustände nach schwersten Kreislaufschocks sowie Massentransfusionen von 20 Blutkonserven nach Aneurysmaruptur.

Bei elektiver Aneurysmachirurgie mit partieller Heparinisierung wird die Abdichtung mittels Fibrinkleber nach Fertigstellen der proximalen Anastomose und Durchbluten der Prothese vorgenommen. Dies führt zu einer Halbierung der benötigten Fibrinklebermengen und hiermit zu einer Kostenersparnis ohne Erhöhung des Blutungsrisikos.

Zur Verwendung geklebter Gefäßprothesen läßt sich sagen, daß durch den Einsatz der Fibrinklebung trotz Heparinisierung und extrakorporaler Zirkulation hochporöse Gefäßprothesen Verwendung finden können. Prothesen, von denen man weiß, daß sie eine bessere Einheilung gewährleisten und trotzdessen durch die Abdichtung mit Fibrinkleber Bluttrockenheit gewährleisten. Eine potentielle Gefahr liegt sicherlich darin, Prothesen bei teilheparinisierten Patienten und Aneurysmaruptur zu verwenden. Hier sollte die Prothese vor Fertigstellung der proximalen Anastomose abgedichtet werden, um so sekundäre Blutverluste im Sinne einer Defibrinisierung zu vermeiden.

Die zweite Anwendungsmöglichkeit von Fibrinkleber in der Herz- und Gefäßchirurgie besteht in der Versorgung von Stichkanalblutungen und Klebung epikardialer Lazerationen. Schnell und atraumatisch sowie unbeeinflußt von Heparinisierung können punktförmige Blutungen, wo ein Nachstechen eine Erhöhung des Blutungsrisikos oder eine Gefahr für die Anastomose mit sich bringt, sicher versorgt werden. Am Hochdrucksystem wurde Fibrinkleber von uns in 380 Fällen, am Niederdrucksystem in 376 Fällen zum Einsatz gebracht. Blutungen aus dem arteriellen Gefäßsystem konnten hierbei in 97% unter Kontrolle gebracht werden. Beim Einsatz im venösen Bereich betrug die Quote sogar 98%. Gleichfalls lassen sich größere traumatische Blutungen aus epi- oder aus myokardialen Verwachsungen nach scharfem Herauslösen eines verwachsenen Herzens zuverlässig beherrschen, was in 90 Fällen ohne Versager vorgenommen wurde [4].

Zur Bypassfixierung wurde Fibrinkleber in 93 Fällen verwandt. Der Vorteil liegt darin, daß im Gegensatz zur Nachfixierung nicht mit einer Einengung der Gefäße durch die Klebung gerechnet werden muß.

Zusammenfassend ersetzt der Fibrinkleber die chirurgische Naht nicht, aber mit ihm ist man sicherlich in der Lage, das Risiko von Nachblutungen zu vermindern, gleichfalls gefährdet man bei schlechten Verhältnissen in der Gefäßwand die Blutdichtigkeit nicht durch eine erneute Naht.

Fibrinkleber im Antibiotikumverbund

Mykotische Aneurysmen als Folge von Herzklappen- sowie Kunstklappenendokarditiden stellen ein chirurgisches Behandlungsproblem dar. Oft kommt es zur infektiösen Zerstörung des Klappenanulus und hieraus resultierenden Problemen der Verankerung der Klappenprothese [8]. Seit 1971 sind bei uns in 66 Operationen Anulusabszesse beobachtet worden. Zugrunde lagen in 40 Fällen eine bakterielle Endokarditis, in 26 Fällen eine Prothesenendokarditis. Bei 65 Patienten war der Aortenanulus, in einem Fall der Mitralklappenanulus betroffen. 55 dieser Patienten wurden einem direkten Verschluß der Abszeßhöhlen unterzogen, nachdem vorher die Abszeßhöhle mit einem Kollagenvlies, getränkt mit einem Fibrinkleberantibiotikumverbund, bestehend aus 2 ml Fibrinkleber sowie 2 g Antibiotikumtrockensubstanz, aufgefüllt wurde. Ohne Infektionsrezidiv überlebten als Langzeitüberleber 67% dieser ersten Gruppe den operativen Eingriff, während Patienten mit einem alternativen Operationsverfahren schlechtere Langzeitergebnisse aufwiesen.

Eine weitere Möglichkeit der kombinierten Anwendung von Antibiotikumfibrinkleber besteht bei der Abdichtung von Gefäßprothesen bei Implantation in infizierten Gebieten. Für die gezielte antibiotische Prophylaxe in der Gefäßchirurgie sind ausreichende Antibiotikumkonzentrationen in dem das Implantat umgebenden Gewebe sowie im Implantat selbst Voraussetzung [10, 11]. Bei gefäßprothetischem Ersatz in infektgefährdeten Gebieten sind allerdings Antibiotikawirkspiegel erforderlich, die selten durch systemische Gabe zu erreichen sind. In einer tierexperimentellen Studie konnten wir nachweisen [2, 6], daß die höchsten Ausgangskonzentrationen in den ersten 12 Stunden dann gefunden werden können, wenn die Prothese in Antibiotikalösung getränkt und mit Fibrinkleber abgedichtet wurde. Somit scheint die Kombination antibiotikagetränkter Prothesenwand und nachfolgende Fibrinkleberabdichtung eine Methode zu sein, die es erlaubt, maximale Antibiotikakonzentration am Wirkort zu erreichen. Während der für eine Infektion wichtigen Phase der ersten 24 Stunden nach Implantation kommt es zu einer Freisetzung des Antibiotikums. Erste klinische Erfahrungen bei 5 Patienten mit mykotischen Bauchaortenaneurysmen und einer Nachbeobachtungszeit von bis zu 4 Jahren lassen eine Therapiealternative hierin erkennen.

Zusammenfassung

Zusammenfassend läßt sich über die Verwendung von Fibrinkleber in der Herz- und Gefäßchirurgie sagen, daß mit dem Fibrinkleber dem Chirurgen ein Werkzeug in die Hand gegeben wurde, dessen Anwendungsspektrum mit der Abdichtung poröser Gefäßprothesen unter extrakorporaler Zirkulation und Heparinisierung erheblich erweitert worden ist. Weiterhin kann Blutstillung sicherer und zeitsparender durchgeführt werden. Mit dem Fibrinkleberantibiotikumverbund steht bei speziellen Indikationen eine verbesserte Therapiemöglichkeit im Vergleich zu herkömmlichen Verfahren zur Verfügung.

Literatur

1. Spängler HP, Holle J, Braun F (1973) Gewebeklebung mit Fibrin. Wr Klin Wschr 85:827–829
2. Haverich A, Maatz W, Walterbusch G (1982) Evaluation of fibrin seal in animal experiments. Thorac Cardiovasc Surgeon 30:215

3. Haverich A, Walterbusch G, Borst HG (1981) The use of fibrin glue for sealing vascular protheses of high porosity. Thorac Cardiovasc Surgeon 29:252
4. Borst, HG, Haverich, A, Walterbusch G, Maatz W (1982) Fibrin adhesive: An important hemostatic adjunct in cardiovascular operations. J Thorac Cardiovasc Surgeon 84:548
5. Haverich A, Walterbusch G, Borst HG (1983) Abdichtung poröser Gefäßprothesen unter Teil-Heparinisierung und extrakorporaler Zirkulation. Angio 5:215–220
6. Walterbusch G, Saathoff M, Haverich A, Mlasowsky B (1983) Die Abdichtung poröser Gefäßprothesen – Eine Gelegenheit zur lokalen Antibiotikaapplikation? Angio 5:239–244
7. Lange U, Jenkner J (1983) Erfahrungen bei der Verwendung von Humanfibrinkleber zur Abdichtung von Gefäßprothesen. Angio 5:221–223
8. Deyerling W, Haverich A, Potel J, Hetzer R (1984) A suspension of fibrin glue and antibiotic for local treatment of myocotic aneurysms in endocarditis – an experimental study. Thorac Cardiovasc Surgeon 32:369–372
9. Conte JE, Cohen SN, Roe BB, Elashoff RM (1972) Antibiotic prophylaxis in cardiac surgery. Ann Int Med 76:943–949
10. Stone HH, Haney B, Kolb LD, Geheber CE, Hooper CA (1979) Prophylactic and preventive antibiotic therapy. Ann Surg 189:691–699
11. Talkington CM, Thompson IE (1982) Prevention and management of infected protheses. Surg Clin North Am 62:515–530
12. Akrami R, Kalmar P, Pokar H, Tilsner V (1978) Abdichtung von Kunststoffprothesen beim Ersatz der Aorta im thorakalen Bereich. Thoraxchirurgie 26:174
13. Ben-Sanchar G, Nicoloff DM, Edwards JE (1981) Separation of neointima from dacron graft causing obstruction. J Thorac Cardiovasc Surgeon 82:268

III. Unfallchirurgie

Neue Techniken der Knorpelchirurgie am Kniegelenk

TH. TILING

Chirurgische Univ.-Klinik, Unfallchirurgie, Universität Köln-Merheim, Ostmerheimer Straße 200, 5000 Köln 91

Einleitung

Knorpelschäden sind beim Erwachsenen immer als Präarthrose anzusehen, da anders als am Knochen jeder Schaden des hyalinen Knorpels nur im Sinne der Reparation „heilen" kann [13]. Tierexperimentell konnte nachgewiesen werden, daß chondrale und osteochondrale Fragmente einheilen, wobei in der Randzone eine Heilung Knorpel gegen Knorpel nicht stattfindet [1, 12]. Hier kommt es zur Ausbildung einer Faserknorpeldefektauffüllung [3]. Die Art und das Ausmaß der Therapie der akuten und chronischen Knorpelläsion muß daher dieser Besonderheit Rechnung tragen.

Arthroskopische Operation

Die Arthroskopie liefert wie keine andere Untersuchung zuverlässige Informationen über Art und Ausmaß eines Knorpelschadens. Über die diagnostische Abklärung hinaus kann die Arthroskopie jedoch heute auch therapeutisch eingesetzt werden. Es handelt sich dabei nicht um eine neue Operationsmethode. Es hat sich lediglich die Indikation zum Eingriff und die Technik der Operation geändert. Bessere Behandlungsergebnisse können zur Zeit durch die arthroskopische Operationstechnik nicht erreicht werden.

Die Arthroskopie stellt eine Mikrochirurgie am Gelenkknorpel dar. Durch die spezielle Optik und den elektronischen Bildaufbau über eine Videokamera wird das zu betrachtende Objekt auf den Fernsehschirm verlagert. Es entsteht eine erhebliche Bildvergrößerung, wobei die moderne Technologie eine Bilddarstellung ohne nennenswerten Verlust von Information ermöglicht. Die Operationsinstrumente wurden der geänderten Technik angepaßt, verbessert und verkleinert. Für einzelne Operationsschritte wurden spezielle Stanzen, Messer, Elektromesser und motorgetriebene Cutter und Fräsen entwickelt (Tabelle 1).

Die Indikation zur Operation am Knorpel hat sich durch die Möglichkeit der Erweiterung der diagnostischen zur operativen Arthroskopie geändert. Kleinere

Tabelle 1. Durch die Arthroskopie geänderte Operationstechnik

1. Verlagerung des zu betrachtenden Objekts auf einen Fernsehschirm
2. Vergrößerung
3. Verkleinerung und Verbesserung der Instrumente
4. Entwicklung neuer Instrumente

Neue Techniken
in der operativen Medizin
Hrsg. von M. Reifferscheid
© Springer-Verlag Berlin Heidelberg 1986

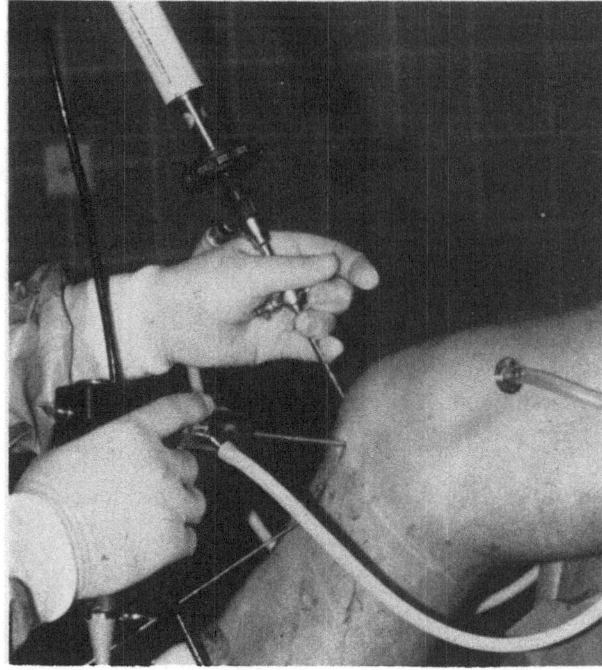

Abb. 1. Operationssituation beim arthroskopischen Gelenk-Débridement mit maschinengetriebenem Cutter

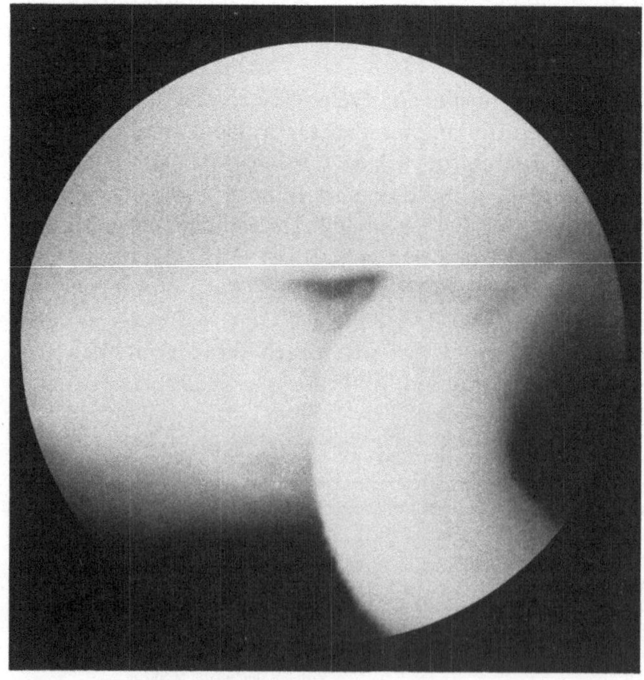

Abb. 2. Iatrogene Knorpelabscherung der Patella durch gewaltsames Einführen des Arthroskops

Knorpelschäden bei denen sonst eine Arthrotomie aufgrund der Ausdehnung des Eingriffs unterblieben wäre, können arthroskopisch angegangen werden. Die Indikation zur Gelenksrevision kann großzügiger gestellt werden, da das operative Trauma für das Gelenk vermindert ist (Abb. 1, Tabelle 2).

Da die arthroskopische Operation keine neue Operationsmethode, sondern eine neue Technik darstellt, muß sie im Rahmen eines längerfristigen Ausbildungsprogramms erlernt werden. Der iatrogene Knorpelschaden stellt den typischen Fehler des Anfängers dar (Abb. 2). Er ist aber bei entsprechender Anleitung durch den Erfahrenen und Anwendung einer definierten Technik vermeidbar [8]. Er ist damit nicht methodenspezifisch. Es muß daher eindrücklich davor gewarnt werden, gelegentlich auch einmal eine arthroskopische Operation durchzuführen.

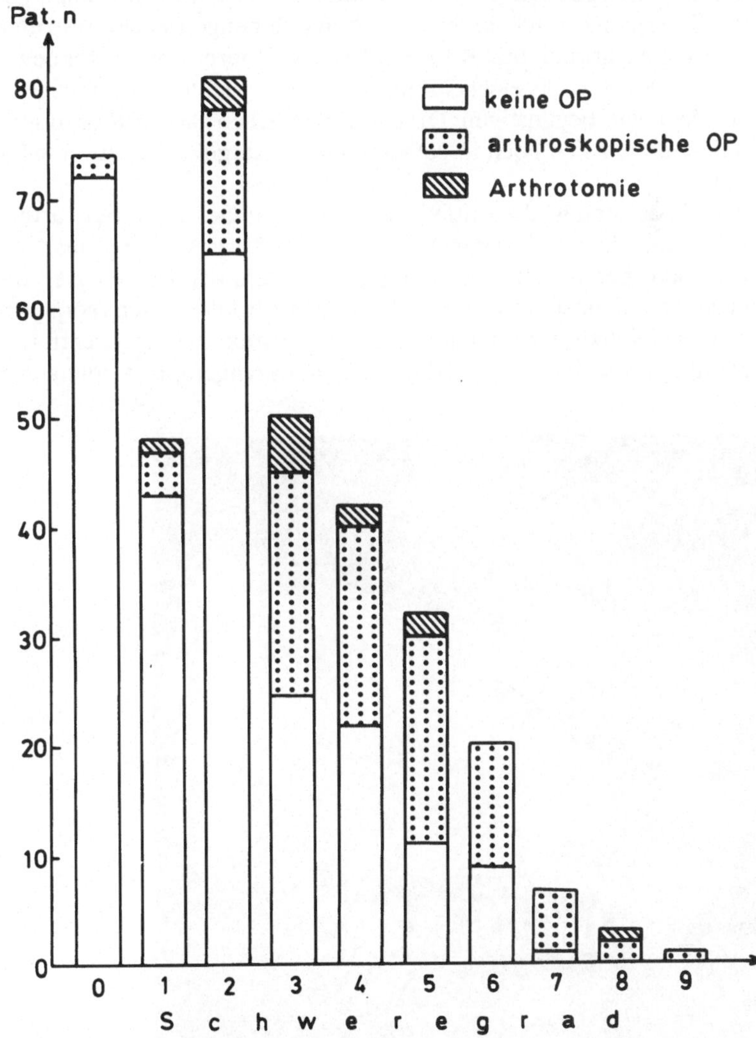

Abb. 3. Anzahl und Technik der Knorpeloperationen am Kniegelenk in Abhängigkeit vom Schweregrad des Knorpelschadens (s. Text)

Am Klinikum Merheim, II. Lehrstuhl für Chirurgie der Universität zu Köln wurden von Januar 1984 bis Oktober 1985 353 Operationen bei Schäden des Kniebinnenraums durchgeführt. Nicht eingeschlossen sind Frakturen der Patella, der Femurkondyle und des Tibiakopfes. Bei 117 Patienten (33%) erfolgte eine Operation am Gelenkknorpel. Diese wurde 100mal (85%) arthroskopisch und nur 17mal (15%) per Arthrotomie durchgeführt. Der Knorpelschaden wurde in drei Schweregrade eingeteilt und jeweils für die Patella, die Femurkondylen und das Tibiaplateau einzeln ermittelt und dann das einzelne Schadensausmaß addiert. Es fand sich mit zunehmendem Schweregrad des Knorpelschadens ein Anstieg der Frequenz der operativen Eingriffe, wobei in der Gruppe der schweren Schäden der Prozentsatz an Arthrotomien von 16% auf 7% sank (Abb. 3).

Die arthroskopischen Knorpeloperationen werden am mit Ringer-Lösung durchspülten Kniegelenk durchgeführt, damit maschinengetriebene Instrumente benutzt und sofort alle Knorpel- und Knochendetritus entfernt werden können. Die ausgedehnte Lavage des Gelenks erscheint uns besonders wichtig, da zurückgelassene Fragmente eine Synovitis begünstigen. Drei bis vier Wochen nach arthroskopischen Knorpeloperationen fand sich noch in 20% ein Gelenkserguß, der nur in 8% punktionswürdig war.

Am einfachsten ist die Entfernung von freien Gelenkkörpern arthroskopisch durchzuführen. Mit der Hakensonde oder dem Taststab bringt man wenn möglich den Gelenkkörper in den anteromedialen Gelenkbereich, da hier der Knieweichteilmantel am dünnsten ist. Falls erforderlich wird der Gelenkkörper mit einer perkutanen Nadel fixiert und dann mit der Extraktionszange entfernt (Abb. 4). Am häufigsten wurden Knorpelabglättungen durchgeführt. Großflächige Erweichungen

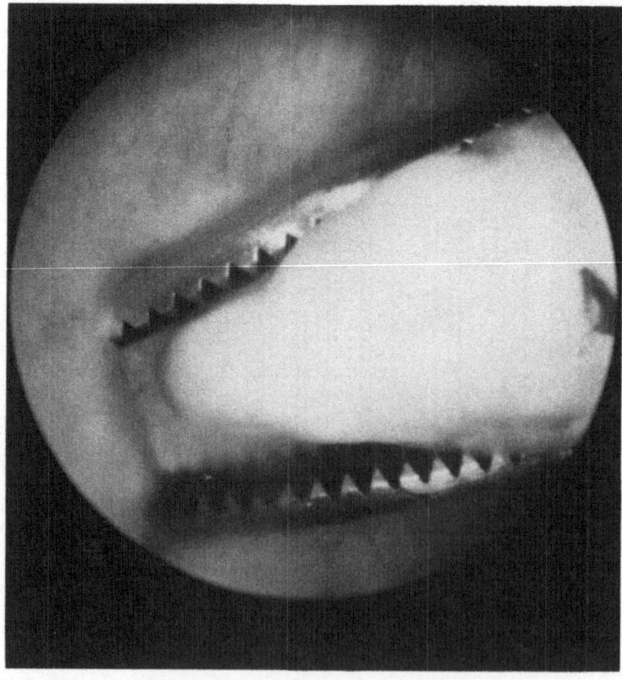

Abb. 4. Arthroskopische Entfernung eines freien Gelenkkörpers

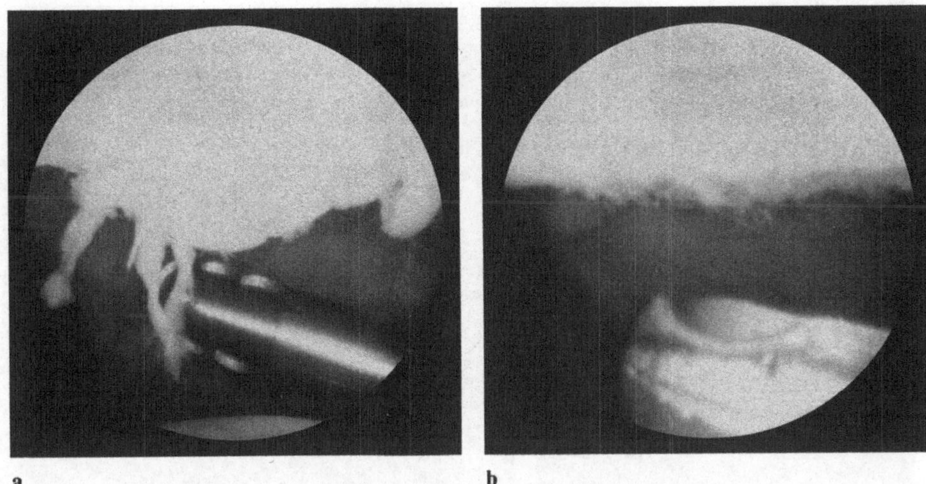

a   b

Abb. 5a u. b. Knorpeldébridement der Patella vor **(a)** und nach **(b)** Abrasion mittels maschinengetriebenem Cutter

oder Fibrillierungen können am einfachsten mit dem maschinengetriebenen Cutter entfernt werden (Abb. 5a u. b). Kleinere Knorpelfragmente sollten mit handgetriebenen Stanzen oder feinen Skalpellen abgetragen werden, damit der umgebende, gesunde Knorpel nicht geschädigt wird. Besteht ein bis auf den Knochen reichender Knorpeldefekt, wird dieser mit einer Abrasionsarthroplastik nach Lanny Johnson versorgt. Mit der maschinengetriebenen Fräse wird bei offener Blutsperre die subchondrale Sklerose soweit in die Tiefe eröffnet, bis einzelne Blutpunkte sichtbar werden (Abb. 6). Zu Gunsten dieser Technik wurde die früher geübte Pridiebohrung

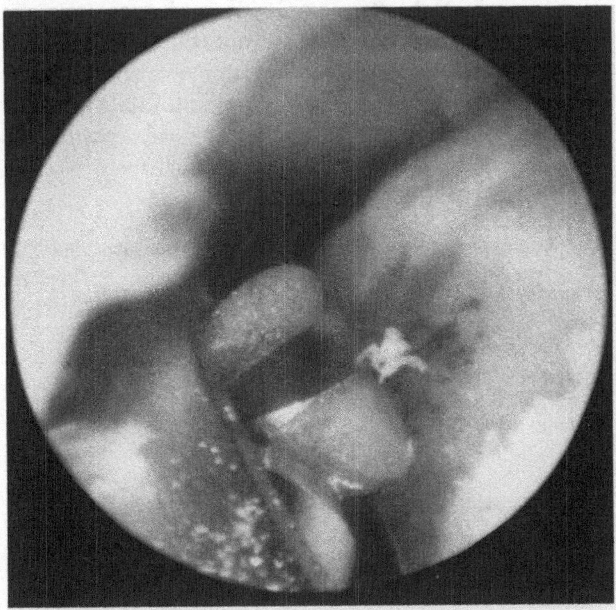

Abb. 6. Abrasionsarthroplastik eines drittgradigen Kondylendefekts

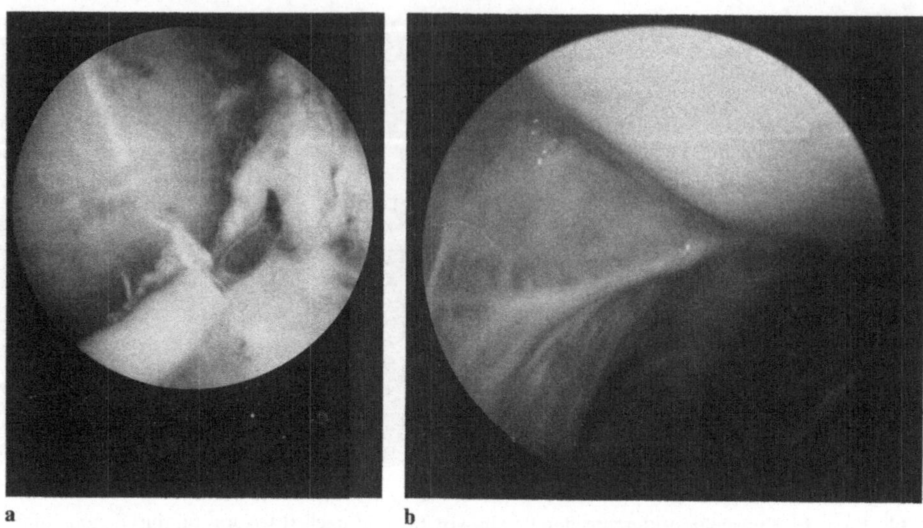

a   b

Abb. 7a u. b. Arthroskopischer lateral release mit dem Elektromesser **(a)**. Synovialisierung drei Monate p. Op. **(b)**

verlassen [14]. Im Rahmen der Behandlung einer Chondromalazie der Patella oder einer Patellaluxation wurde eine laterale Retinakulumspaltung (lateral release) zunächst scharf mit dem Rückholmesser und der Schere durchgeführt. Heute bevorzugen wir das Elektromesser. Nach Durchtrennung des Retinakulums wird punktförmig eine sorgfältige Blutstillung durchgeführt (Abb. 7a u. b). Nenneswerte Blutungen konnten danach nicht mehr beobachtet werden. Bei der Patellaerstluxation kann die Naht der medialen Kapselruptur von innen oder außen unter arthroskopischer Sicht erfolgen. Wir führen die Kapselrekonstruktion jedoch wieder offen durch, da nur eine kleine Inzision notwendig ist und die Operation wesentlich vereinfacht wird. Ausgesprengte chondrale und osteochondrale Fragmente, so wie die Osteochondrosis dissecans wurden per Arthrotomie refixiert. Die von Hoffmann angegebene Knorpelkammer wurde nicht verwandt (Tabelle 2).

Tabelle 2. Art und Anzahl der Operationen per Arthroskopie und Arthrotomie bei 117 Kniegelenken

Eingriffe	Arthroskopie	Arthrotomie
Knorpelglättung	54	3
Pridiebohrung	5	2
Abrasionsarthroplastik	21	1
Gelenkkörperentfernung	11	2
Knorpelrefixation	0	6
Lateral release	30	8
Patella-Kapselnaht	3	5
Patellektomie	0	1
Gesamt	124 (82%)	28 (18%)

Fibrinklebung

Mit der Athroskopie können chondrale und osteochondrale Fragmente bezüglich ihrer Größe, Lokalisation und Schädigung beurteilt werden. Es ist nicht sinnvoll, wegen kleinster Fragmente eine Arthrotomie durchzufühen oder Fragmente nicht belasteter Areale zu replantieren, da im Rahmen der Reparation die Knorpelwunde durch ein faserknorpeliges Regenerat gedeckt wird. Größere replantationsfähige chondrale und osteochondrale Fragmente sollten jedoch besonders in belasteten Bereichen refixiert werden. Findet sich eine ausgedehnte Zerstörung des Dissektats oder eine ältere Dissektion muß überlegt werden, ob nicht durch eine Knochenknorpeltransplantation mit der Wechselplombe der Defektbereich gedeckt werden kann. Zur Erzielung eines optimalen Einheilens eines chondralen oder osteochondralen Fragments scheint es erforderlich zu sein, die Abhebung des Knorpels vom Knochen in der Umgebung des Dissektats mit Fibrinkleber zu refixieren und die gequetschte Dissektatoberfläche abzuglätten, um eine optimale Einheilung zu erreichen. Bei der Verwendung von Fibrinkleber ist es von Bedeutung, daß nur ein hauchdünner Film zwischen die Knochenflächen oder die Knochenknorpelfläche eingebracht, und das Fragment über fünf Minuten angepreßt wird. Eine weitere Voraussetzung zur Replantation ist die exakte Einpassung des Dissektats, das meist gequollen ist. Durch die Inkongruenz zwischen Lager und Replantat käme es sonst zur Störung der Ernährung vom Grund.

Bei zwölf osteochondralen und acht chondralen Fragmenten, die seit 1980–1983 an der Chirurgischen Universitätsklinik Göttingen und der II. Chirurgischen Universitätsklinik Köln-Merheim refixiert wurden, konnten wir immer klinisch, röntgenologisch und arthroskopisch eine Einheilung feststellen. 17mal sahen wir ein gutes arthroskopisches Ergebnis mit glatter Knorpeloberfläche ohne vermehrte Knorpelerweichung bei fester Fixation auf der Grundlage, so wie gleicher Knorpelfarbe wie die ehemalige Defektumgebung.

Lediglich an der Knorpel-Knorpelgrenze und dem Defektbereich fand sich die bekannte Spaltbildung mit Faserknorpel (Abb. 8). Drei Wochen nach einer Pkw-Anprallverletzung wurde eine Rekonstruktion der medialen Kondyle mit Fibrinklebung durchgeführt. Der gesamte Defektbereich heilte, wobei jedoch die zum Zeitpunkt der Operation vorhandenen Knorpelschäden bei der Kontrollarthroskopie auch weiterhin nachweisbar waren. Die ausgedehnt zerstörte Gelenkfläche konnte jedoch rekonstruiert werden (Abb. 9). Wir führen heute die alleinige Fixation mit Fibrinkleber oder in konvexen Gelenksabschnitten die Kombination mit Kirschner-Drähten durch. Diese werden extraartikulär herausgeleitet und umgebogen.

Diskussion

Die Propagierung einer Änderung eines bewerten Therapiekonzeptes ist nur gerechtfertigt, wenn bessere Ergebnisse und/oder ein Vorteil für den Patienten durch die geänderte Technik erreicht wird. Die Indikation zur Operation am Knorpel hat sich durch die Möglichkeit der Erweiterung der diagnostischen zur operativen Arthroskopie geändert [4]. Durch eine frühzeitige Operation kleinster Knorpelschäden kann möglicherweise der zeitliche Ablauf der Arthrose beeinflußt werden. Bei ausgedehn-

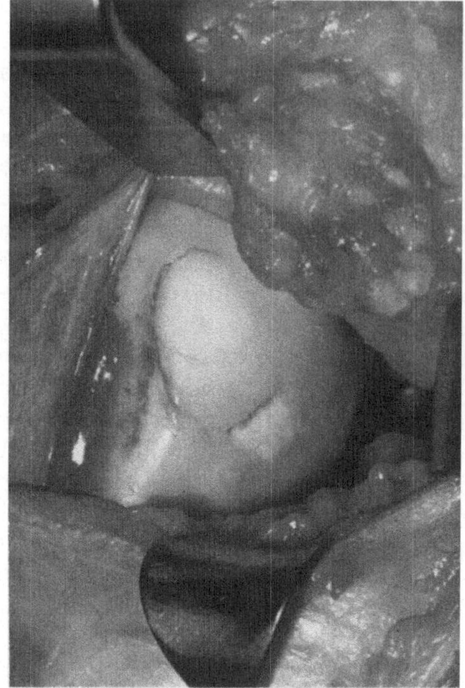
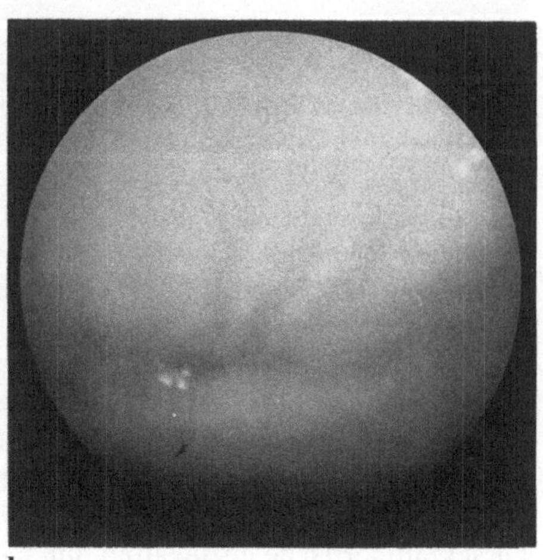

Abb. 8a u. b. Chondrales Fragment refixiert mit Tissucol **(a)** und arthroskopische Kontrolle drei Monate p. Op. **(b)**

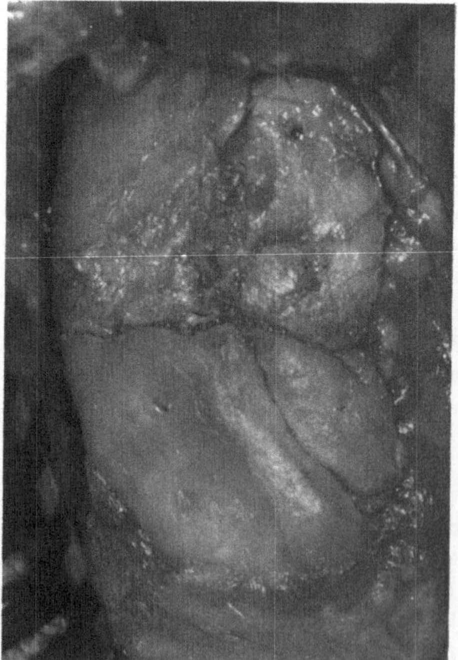
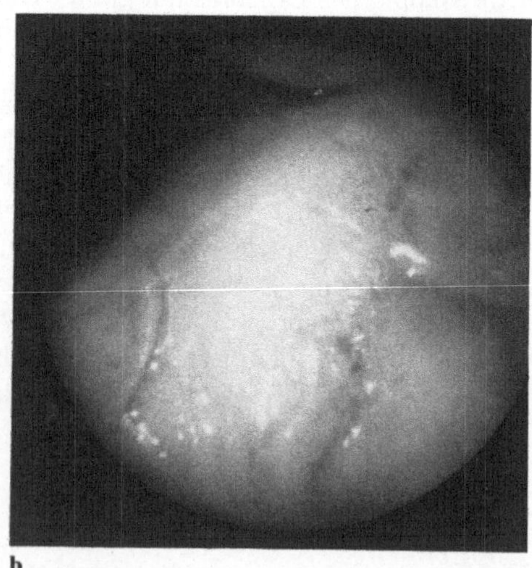

Abb. 9a u. b. Rekonstruktion einer durch Anprall zerstörten medialen Femurkondyle mit Tissucol und Kirschner-Drähten **(a)** und arthroskopische Kontrolle drei Monate p. Op. **(b)**

Tabelle 3. Vorteile der arthroskopischen Operationstechnik

1. Ambulante OP möglich
2. Stationär kürzere Verweildauer
3. OP teilweise in Lokalanästhesie möglich
4. Geringeres Weichteiltrauma
5. Weniger Schmerzen
6. Frühere Funktionsfreiheit
7. Kürzere Arbeitsunfähigkeit
8. Geringere Behandlungskosten
9. Früher belastbar
10. Geringere Morbidität

ten arthrotischen Gelenksveränderungen kann die Indikation zum arthroskopischen Eingriff großzügiger gestellt werden, da der Reizzustand des Kniegelenks postoperativ erheblich verringert ist. Durch die Abrasionsarthroplastik nach Lanny Johnson kann eine Schmerzverbesserung und der Zeitpunkt einer Umstellungsosteomie und prothetischen Teil- oder Ganzversorgung herausgeschoben werden [2, 6].

Die arthroskopische Operation weist gegenüber der Arthrotomie technisch bedingte Vorteile auf, die sich in einer geringeren Morbidität niederschlägt. Entscheidend für den Patienten ist die geringe Schmerzbelastung mit frühzeitiger Funktionsfreiheit und geringerer Muskelatrophie. Durch die Möglichkeit der ambulanten Operation oder verkürzten stationären Verweildauer, sowie der Möglichkeit, auch in Lokalanästhesie teilweise Operationen durchzuführen, ergeben sich deutlich geringere Kosten, die in keinem Verhältnis zu den notwendigen Investitionen stehen [5, 11]. Ob das operierte Gelenk früher belastbar ist und eine kürzere Arbeitsunfähigkeit resultiert, hängt vom einzelnen Eingriff ab. Nach Entfernung freier Gelenkkörper und kleineren Knorpelabglättungen ist eine sofortige Belastungsfähigkeit gegeben. Die Behandlungsdauer wird dagegen bei der Abrasionsarthroplastik unabhängig von der Technik des Eingriffes durch die neun- bis zwölfwöchige, notwendige Entlastung bestimmt (Tabelle 3).

Die Gelenkknorpeloperation des Kniegelenks kann überwiegend arthroskopisch durchgeführt werden. Eine Indikation zur Arthrotomie sehen wir nur noch abgesehen von der Prothetik in der Therapie chondraler und osteochondraler Frakturen, so wie der osteochondrosis dissecans. Wir sind der Meinung, daß frisch ausgesprengte Fragmente offen refixiert werden sollten. Nur durch eine optimale Fixation des Dissektats im Mausbett kann besonders bei Abscherungen von Knorpelfragmenten von der Grenzlamelle eine Einheilung ohne größere Faserknorpelnarbe erreicht werden. Häufig finden sich auch Abhebungen des Knorpels an der Grenzlamelle am freien Rand des Dissektatlagers. Diese exakte Einpassung und Refixation kann nur mit der Fibrinklebung erreicht werden. Hierdurch kommt es zu einer schnelleren Abdichtung des Frakturspalts, wodurch die Gelenkknorpelkatabolie möglicherweise vermindert wird. Die Implantatentfernung entfällt bei der alleinigen Klebung (Tabelle 4). Wir sahen bei alleiniger Fixation mit Tissucol bei der Kontrollarthroskopie in der Folge der dreiwöchigen Inmobilisation keine oberflächlichen Knorpelschädigungen. Elektronenmikroskopisch zeigten alle Knorpelzellen aus den Randzonen des Fragmentes und der umgebenden Defektzone keine wesentliche Matrixkatabo-

Tabelle 4. Vorteile der Fibrinklebung chondraler und osteochondraler Fragmente

1. Exakte Einpassung kleiner osteochondraler Fragmente
2. Refixation chondraler Fragmente
3. Keine Schädigung durch Implantat
4. Bessere Adaptation des Fragmentspalts
5. Abdichtung des Frakturspalts
6. Schnellere Revaskulasierung der Grenzschicht
7. Keine Reoperation zur Implantatentfernung

lie. Brutkapseln als Ausdruck einer zellulären Kompensation fehlten. In vereinzelten Fällen hat Hoffmann jedoch auch bei frischen Knorpelfrakturen eine arthroskopische Fixation mit gutem Erfolg durchgeführt [9].

Bei der osteochondrosis dissecans wird eine Abrasionsarthroplastik durchgeführt falls nicht eine offene Knorpelrefixation mit Spongiosaunterfütterung möglich ist. Hier soll ebenfalls die alleinige arthroskopische Knorpelklammerung zur Ausheilung führen [9].

Ob durch die Verwendung moderner Technologien wie Arthroskopie und Fibrinklebung bessere Behandlungsergebnisse in der Behandlung von Knorpelschäden auf Dauer erzielt werden können, bleibt abzuwarten. Es muß dringend davor gewarnt werden, jeden festgestellten Schaden arthroskopisch anzugehen, nur weil dieses möglich erscheint. Die korrekte Arthrotomie ist solange die bessere Technik, wie die arthroskopische Operation nicht beherrscht wird.

Literatur

1. Braun A, Brüwer W, Schumacher G, Heine WD (1979) Die fibrinolytische Aktivität im traumatisierten Kniegelenk und ihre Bedeutung bei der Fibrinklebung osteochondraler Frakturen. Hefte Unfallheilkunde 138:814
2. Chandler EJ (1985) Abrasion arthroplasty of the knee. International Arthroscopy Association Meeting, London 1984, Contemporary Orthropaedics 11:21–29
3. Cotta AH, Puhl W (1976) Pathophysiologie des Knorpelschadens. Hefte Unfallheilkunde 127:1
4. Dany D (1981) Arthroscopic surgery of the knee. Churchill Livingston, Edingburgh London Melbourne New York
5. Dick B, Glinz W, Henche HH, Ruckstuhl J, Wruhs O, Zollinger H (1978) Komplikationen der Arthroskopie. Arch Ortho Traumat Surg 72:69–73
6. Friedmann MJ, Berasi CC, Fox JM, Del Pizzo, W, Snyder SY, Ferkel R (1984) Preliminary results with abrasion arthroplasty in the knee. Clin orthop Rel Res 182:200–205
7. Gaudernak T, Skorpik G (1983) Klinische Erfahrungen mit dem Fibrinkleber bei der Versorgung von osteochondralen Frakturen. Hefte Unfallheilkunde 163:317–321
8. Glinz W (1979) Diagnostische Arthroskopie und arthroskopische Operationen am Kniegelenk. Hans Huber, Bern Stuttgart Wien
9. Hoffmann F, persönliche Mitteilung
10. Johnson LL (1983) Abrasion arthroplasty. Academy of Orthopaedic Surgeons, Anaheim
11. Klein W, Schulitz KP (1983) Indikation und Ergebnisse des arthroskopischen Patellashaving. In: Kusswetter W, Reichelt A (Hrsg) Der retropatellare Knorpelschaden. Georg Thieme, Stuttgart
12. Passl R, Plenk H jr, Sauer G, Spängler HP, Radaszkiewicz T, Holle J (1976) Die homologe reine Gelenkknorpeltransplantation im Tierexperiment. Arch orthop Unfallchir 86:243–256
13. Puhl W, Dustmann HO, Quosdorf U (1973) Tierexperimentelle Untersuchungen zur Regeneration des Gelenkknorpels. Arch orthop Unfallchir 74:362–365
14. Pridie KH (1959) A method resurfing osteoarthritic knee joint. J Bone Joint Surg 41-B:618

Vergleichende Untersuchungen zur Naht- und Fibrinklebungsversorgung von Achillessehnen-Rupturen

O. PAAR

Zentralinstitut für Sportwissenschaften, Connollystraße 32, 8000 München 40

Seit 1976 durch Matras der Fibrinkleber wieder in der experimentellen Chirurgie erwähnt wurde, eröffneten sich in vielen Bereichen der Traumatologie und Orthopädie Möglichkeiten, verletzte Strukturen zu kleben. Rupp und Stemberger haben 1978 in einer experimentellen Studie die Verwendungsmöglichkeit des Fibrinklebers zur Wiederherstellung von Achillessehnenverletzungen untersucht und die Methode für die klinische Anwendung empfohlen. In der Folge berichteten Wruhs, Vescei, Glückert und andere Autoren über gute klinische Ergebnisse, so daß heute die Fibrinklebung der Achillessehne als ein alternatives Verfahren zur Sehnennaht angesehen werden kann.

Die meisten Autoren verwendeten allerdings zusätzlich zum Fibrinkleber auch resorbierbare Adaptationsnähte, wobei die Grobadaptation durch die Naht erfolgt, und die Feinadaptation mit dem Fibrinkleber durchgeführt wird. Glückert hat tierexperimentell nachgewiesen, daß Sehnenverletzungen nach Klebung oder Naht in vier Wochen narbig verheilen. In der Gruppe der geklebten Sehnen ließ sich jedoch bereits nach einer Woche eine Orientierung des Granulationsgewebes in Zugrichtung erkennen, während in der nichtgeklebten Gruppe das Granulationsgewebe noch ungerichtete Strukturen aufwies. Die Zugfestigkeit der geklebten Sehne war im Vergleich zur Sehnennaht bis zur dritten Woche deutlich reduziert, später bestand zwischen beiden Gruppen kein Unterschied mehr.

Indikation

Klinische Erfahrungen zeigen, daß die Naht der Achillessehne in etwa 5% der Fälle zu Komplikationen führt. Diese bestehen in Sehnennekrosen, die zur Fistelung neigen, und in Rerupturen. Auch postoperative Achillodynien oder Sehnenansatztendinosen am Calcaneus werden gelegentlich beobachtet und sind unserer Meinung nach Folgen einer in Verkürzung verheilten Sehnenruptur.

Um diesen Komplikationen vorzubeugen und einen Längenausgleich der rupturierten Sehnen zu erzielen, verwenden wir zur Rekonstruktion den Fibrinkleber. Dadurch lassen sich nahtbedingte Sehnennekrosen vermeiden und das empfindliche Gleichgewicht zwischen Muskulatur und Sehne wird infolge des Längenausgleiches am wenigsten gestört. Unter Berücksichtigung, daß jeder Muskelfibrille eine entsprechende Sehnenfibrille zugeordnet ist und daß Muskelfibrillen atrophieren, wenn die Wiederherstellung der Kontinität nicht gelingt, kann die Bedeutung einer „anatomischen" Adaptation nicht hoch genug eingeschätzt werden.

Neue Techniken
in der operativen Medizin
Hrsg. von M. Reifferscheid
© Springer-Verlag Berlin Heidelberg 1986

Mitentscheidend für die Verwendung des Fibrinklebers sind zwei weitere Überlegungen. Einmal handelt es sich in unserem Krankengut in einem hohen Prozentsatz um sportlich sehr aktive Patienten, davon sind ein Großteil Berufssportler, die entsprechend den Belastungsanforderungen einen voll funktionsfähigen Muskel-Sehnenapparat benötigen. Andererseits sind die Sehnenstümpfe oftmals schwer traumatisiert, so daß die elongierten, ausgedünnten und ausgefaserten Rupturenden nur durch eine Vielzahl von Adaptationsnähten rekonstruiert werden können, wodurch wiederum die Gefahr von Sehnennekrosen zunimmt.

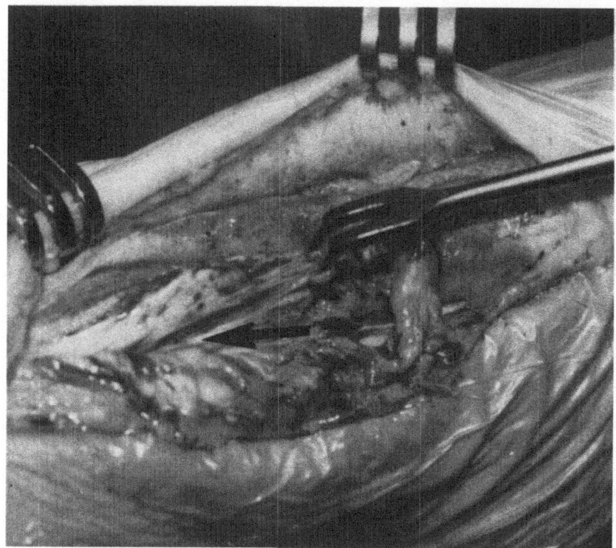

Abb. 1. Intraoperative Darstellung einer Archillessehnenruptur nach Spaltung des proximalen Sehnenstumpfes (Pfeil). Auskämmen der Rupturenden mit einem Zweizinckerhacken

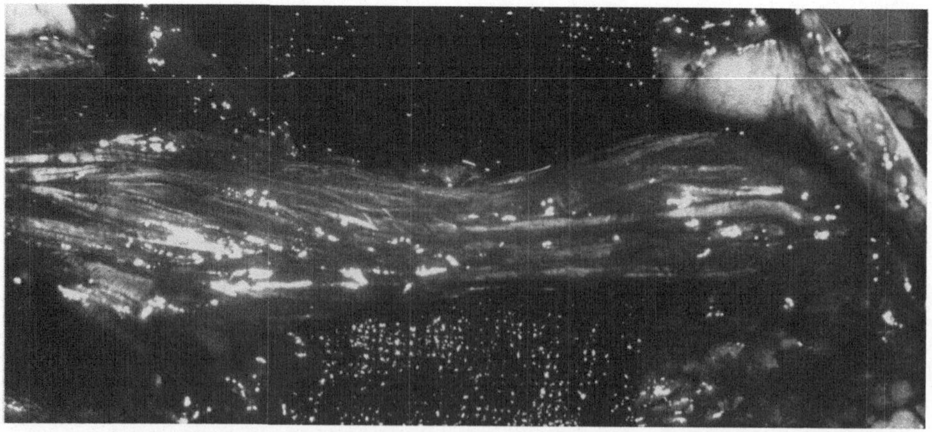

Abb. 2. Wiederherstellung der Achillessehne mit Fibrinkleber ohne Verwendung von Adaptationsnähten

Operation

Für die Operationstechnik entscheidend ist zunächst die Spaltung des proximalen und distalen Sehnenstumpfes, um die in mehreren Etagen vorliegenden Rupturstellen übersichtlich darzustellen. Durch Auskämmen der Sehnenstümpfe werden dann die eingerollten und in sich bereits adhärenten Faserbündel gestreckt und geglättet. Anschließend wird mit dem Fibrinkleber schrittweise die Rekonstruktion durchgeführt, und zuletzt das Peritendineum mit resorbierbaren Einzelknopfnähten verschlossen.

Nach sechs Wochen Gipsimmobilisation wird mit krankengymnastischen Übungen begonnen. Nach durchschnittlich zehn Wochen sind die Patienten wieder arbeitsfähig, und nach etwa sechs Monaten können die sportlichen Aktivitäten wieder aufgenommen werden.

Beurteilung

Nach Gipsabnahme ist kaum eine Schwellneigung zu beobachten, Adhäsionen nicht nachweisbar und die Motilität der Sehne nicht eingeschränkt. Im Computertomogramm werden nahezu physiologische Dichtewerte gemessen. Sie liegen mit durchschnittlich 98 HE deutlich über jenen Werten (67 HE), die nach einer Naht der Achillessehne gefunden werden.

Diskussion

Aufgrund unserer Erfahrung mit dem Fibrinkleber ist die Indikation zur Klebung der Sehne klar umrissen. In Fällen, in denen die Sehnenstümpfe schwer traumatisiert sind und bei denen es sich um jugendliche, sportlich aktivierte Patienten handelt, versuchen wir die Rekonstruktion „anatomiegerecht" durchzuführen. In allen anderen Fällen ist nach wie vor die Sehnennaht die Methode der Wahl. Es muß jedoch darauf geachtet werden, so wenig wie möglich Nahtmaterial zu verwenden, um die Gefahr von nahtbedingten Kleinstnekrosen auf ein Minimum zu begrenzen. Einen Kompromiß stellt die Kombination von Sehnennaht und Fibrinklebung dar. Eine Entspannungsnaht adaptiert zunächst die Sehnenstümpfe, und die Feindadaptation der Sehnenbündel wird mit dem Fibrinkleber vorgenommen.

Literatur beim Verfasser

Herstellung und Anwendung des Fibrin-Antibiotikum-Verbundes

A. Braun

Sektion Septische Orthopädische Chirurgie, Orthopädische Klinik und Poliklinik der Universität Heidelberg, Schlierbacher Landstraße 200a, 6900 Heidelberg

Als ergänzende Lokalbehandlung bei Knochen- und Weichteilinfektionen und bei infektgefährdeter Spongiosatransplantation dient der Fibrin-Antibiotikum-Verbund als prophylaktische Therapie, da das noch nicht vaskularisierte Spongiosatransplantat einer systemischen Antibiotikum-Therapie schlecht zugänglich ist. Vorteil des exogenen humanen Fibrins als Trägersubstanz des Antibiotikums ist es, daß diese physiologische Matrix unter Einwirkung der lokalen Fibrinolyse eliminiert wird. Experimentelle, klinische sowie pharmakokinetische Untersuchungen und Ergebnisse haben gezeigt, daß der Fibrin-Antibiotikum-Verbund wesentliche klinische Vorteile bietet [1–8, 10–12, 14–18]. Als Antibiotikum verwenden wir fast ausschließlich Gentamicinsulfat. Da wir dem Fibrin-Gentamicin-Verbund häufig autologe oder homologe Spongiosa beimischen, mit ihm aber auch Fistelfüllungen durchführen, soll im Folgenden auf die Herstellung und Applikationstechnik des Verbundes eingegangen werden.

Fibrin-Gentamicin-Verbund bei Knochen- und Weichteilinfektionen

Bei akuten und chronischen Infektionen des Knochen- und Weichteilgewebes ist der Fibrin-Gentamicin-Verbund nur eine adjuvante lokale Therapie. Chirurgisches Debridement und Immobilisation haben therapeutische Priorität. Alloplastische Implantate und Sequester müssen entfernt, nekrotisches Knochen- und Weichteilgewebe abgetragen werden. Nach Möglichkeit sollte eburnisierter und sklerosierter Knochen – falls er nicht entfernt wird – angebohrt werden, um Anschluß an vaskularisiertes Gewebe zu erhalten. Die sorgfältig mit einer Kugelfräse kurettierte osteomyelitische Höhle wird mit *Fibrin-Gentamicin-Verbund* aufgefüllt. Bei schlechtem Knochenlager, großen Defekten und zu erwartender unzureichender Knochenneubildung verwenden wir ausschließlich den *Fibrin-Gentamicin-Spongiosa-Verbund.* In allen Fällen sollte ein Antibiogramm vorliegen und die Empfindlichkeit des Keimes auf Gentamicin ausgetestet sein. Kreatinin- und Harnstoffwerte sollten im Normbereich sein, um die Ausscheidung des eluierten Gentamicins im Urin zu gewährleisten.
Bei kleinen Knochendefekten mit zu erwartender guter knöcherner Konsolidierung, ohne zusätzliche Spongiosatransplantation, verwenden wir gelegentlich noch den Fibrin-Gentamicin-Verbund. Auch bei bakteriellen Infektionen am Sternoclaviculargelenk sowie an der Symphyse haben wir nach chirurgischem Debridement und Immobilisation Fibrin-Gentamicin-Verbund ohne Spongiosaplastik verwendet. Nach chirurgischer Vorbereitung der aufzufüllenden Höhle muß die Gesamtmenge des

Neue Techniken
in der operativen Medizin
Hrsg. von M.Reifferscheid
© Springer-Verlag Berlin Heidelberg 1986

benötigten Verbundes abgeschätzt werden – bei schwieriger Beurteilung kann eine 10 ml-Spritze mit Ringerlösung zur Volumenbestimmung hilfreich sein. Der Fibrin-Gentamicin-Verbund besteht aus *3 Komponenten* und wird extrakorporal in einer kleinen Metall- oder Keramikschale gemischt, bis die initiale Vernetzung einsetzt. *50% der* benötigten *Gesamtmenge* soll aus hochkonzentriertem *humanem Fibrinogen (Tissucol)* bestehen, wofür wir die tiefgefrorene Handelsform im aufgetauten Zustand verwenden. Als zweite Komponente geben wir das Antibiotikum dem Fibrinogen bei. Dazu wird 500 mg *Gentamicinsulfat* in Pulverform mit *1 ml* Aqua destillata gelöst. Bei großer Gesamtmenge des Verbundes können auch 2 ml Aqua destillata verwendet werden. Handelsüblich sind Refobacin oder Gentamicin zu 40 oder 80 mg volumenmäßig in 1 bzw. 2 ml gelöst, so daß in der praktischen Anwendung, insbesondere bei kleinen Knochenhöhlen, die Menge an Gentamicinaktivität so reduziert werden muß, daß vergleichsweise nur eine gering dosierte lokale Antibiotikumtherapie möglich ist. Bei Patienten über 50 kg Körpergewicht kann – bei intakter Nierenfunktion – 500 mg Gentamicinsulfat verwendet werden. Damit ist in einer Volumeneinheit von 1 ml eine hohe Gentamicinaktivität vorhanden. Bei Patienten mit niedrigerem Körpergewicht muß etwa 10 mg Gentamicin pro Kilogramm Körpergewicht gerechnet werden. Die pharmakokinetischen Untersuchungen haben ergeben [6], daß die Serum- und Urinspiegelkonzentration an Gentamicin von 10 mg pro Kilogramm Körpergewicht nach Applikation im Fibrin-Verbund den Serum- und Urinspiegelkonzentrationen von 80 mg im i. m. verabreichten Refobacin nicht überschreiten. Zusätzlich ist mit einem Gentamicinverlust durch biologische Inaktivierung des Aminoglykosids, sowie durch Verlust im Wundsekret und im Drainagesystem zu rechnen [6]. Bei der Mischung kleiner Mengen (1–2 ml) Fibrinogen und hochkonzentrierte Gentamicinlösung (500 mg/ml) kann es gelegentlich zu vorzeitiger Clottierung kommen, die jedoch unserer Erfahrung nach keine nachteilige Wirkung auf den Verbund hat. Als dritte Komponente wird *thrombinhaltige Lösung* verwendet, um Fibrinogen zu Fibrin zu vernetzen. Da die Elutionsgeschwindigkeit des Antibiotikums nicht von der Eliminationsgeschwindigkeit des Fibringerinnsels abhängt, verzichten wir auf die Verwendung von Fibrinolyseinhibitoren. Da die Vernetzungsgeschwindigkeit des Fibrinogen-Gentamicin-Gemisches in Fibrin-Gentamicin-Verbund durch das Antibiotikum um ca. 2 Minuten verzögert wird [12], verwenden wir die hohe Thrombinkonzentration (Fläschchen „D" aus dem Applikations-Set für Tissucol Fibrinkleber tiefgefroren). Aus Fläschen „B" werden 3 ml (Applikations-Set zu 0,5 bzw. 1 ml) respektive 6 ml (Applikations-Set zu 2 ml) Kalziumchloridlösung in Fläschen „D" mit 500 I.E. Thrombin (Applikations-Set zu 0,5 bzw. 1 ml) respektive 1000 I.E. Thrombin (Applikations-Set zu 2 ml) übergeführt und das Thrombin gelöst. Das extrakorporale Vorclotten des Verbundes wird durch das Beimischen der thrombinhaltigen Lösung eingeleitet. Dazu wird analog der Menge an Fibrinogen *50% des Gesamtverbundes* benötigt *oder 50% minus der Menge an Gentamicinlösung.* Nach vorsichtigen Durchmischen mit einer Kocher Rinne wird – nach ca. 2 Minuten – bei sichtbarer Vernetzung der Verbund in die nicht blutende Knochenhöhle eingefüllt. Der Weichteilmantel sollte nach Möglichkeit primär verschlossen werden. Als Drainage benutzen wir für 24 Stunden einen kleinen Siliconschlauch. Starke Sekretionen haben wir nicht beobachtet.

<table>
<tr><td colspan="2">Faustregel: Fibrin-Gentamicin-Verbund</td></tr>
<tr><td>A</td><td>50% humanes Fibrinogen (Tissucol)</td></tr>
<tr><td>B</td><td>Gentamicinsulfat (10 mg/kg Körpergewicht – maximal 500 mg)
in 1 ml Aqua destillata</td></tr>
<tr><td>C</td><td>50% thrombinhaltige Lösung hoher Konzentration (Applikations-Set: „B" in „D")
abzüglich 1 ml
(= Menge an Getamicinsulfaltlösung)</td></tr>
</table>

```
A + B + (C−B) = Gesamtmenge

zum Beispiel:        A   ⟶   4 ml Tissucol
                     B   ⟶   1 ml Gentamicinsulfatlösung
                   (C−B) ⟶   3 ml (4 ml−1 ml) thrombinhaltige Lösung
```

Gesamtmenge: 8 ml Fibrin-Gentamicin-Verbund

Fibrin-Gentamicin-Spongiosa-Verbund

Obwohl wir in zahlreichen Fällen eine gute Knochenneubildung bei alleiniger Verwendung des Fibrin-Gentamicin-Verbundes gesehen haben [7], so ist in vereinzelten Fällen die Knochenneubildung nicht eingetreten. Wir haben uns daher in den vergangenen Jahren in fast allen Fällen eines Knochendefektes bei Osteomyelitis oder Osteitis zum Fibrin-Gentamicin-Spongiosa-Verbund entschlossen. Da bei Infektionen fast immer ein schlechtes Knochenlager vorliegt, sollte ausschließlich autologe Spongiosa verwendet werden. Die Songiosaentnahme erfolgt immer vor dem septischen Eingriff in gleicher Sitzung, nach Möglichkeit vom dorsalen Beckendamm. Beide Operationsgebiete werden getrennt abgedeckt. Eine Infektion am Beckenkamm haben wir bisher nicht beobachtet. Die autologe Spongiosa wird bis zur weiteren Verarbeitung im Eigenblut aus der Wunde aufbewahrt.
Die Knochenhöhle oder der Knochendefekt wird wie oben beschrieben, vorbereitet. Der Fibrin-Gentamicin-Spongiosa-Verbund besteht aus 4 Komponenten und wird ebenfalls extrakorporal in einer kleinen Metall- oder Keramikschale gemischt, bis die initiale Vernetzung einsetzt. Bisher gibt es keine experimentellen Untersuchungen, welches Verhältnis von autologer Spongiosa und Fibrin-Gentamicin-Verbund die optimale Voraussetzung zur Knochenneubildung gewährleistet. Wir bevorzugen aufgrund klinischer Erfahrungen ein Verhältnis von Spongiosa zu Fibrin-Gentamicin-Verbund von 5–10:1. Eine genaue Abstimmung des Mengenverhältnisses ist aufgrund der individuellen Gegebenheiten schwierig. In der praktischen Durchführung hat sich bewährt, soviel Spongiosa zu verwenden, daß der Knochendefekt ausgefüllt wird, ohne die Spongiosa zu komprimieren. Große Spongiosastücke sollten mit dem Liston auf etwa Linsen- bis Bohnengröße zerkleinert werden.
Wie auf S. 98 beschrieben, wird eine Mischung aus humanem, hochkonzentriertem *Fibrinogen* (Tissucol) und *Gentamicinsulfatlösung* hergestellt (Abb. 1). In Abhängig-

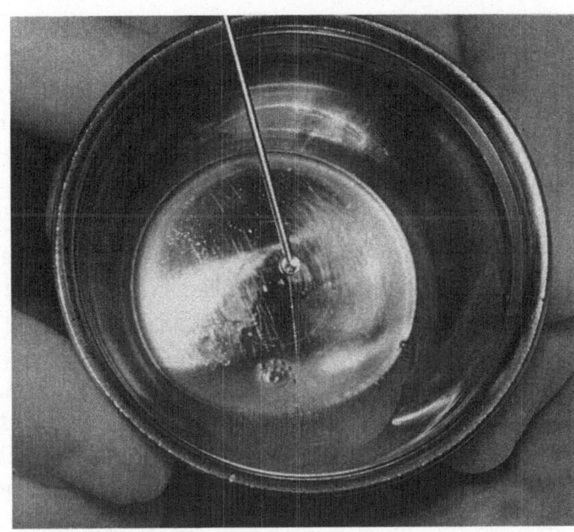

Abb. 1. Mischung von Fibrinogen und Gentamicinsulfatlösung

keit von der Größe des aufzufüllenden Defektes benötigt man 0,5–8 ml handelsübliches Fibrinogen (Tissucol). In den meisten Fällen unserer klinischen Studie [7, 8] wurden zwischen 2 und 4 ml benötigt. Die Menge an Gentamicin richtet sich nach dem Körpergewicht (vgl. S. 100). Zur Mischung aus Fibrinogen und Gentamicinsulfat wird die zerkleinerte *Spongiosa* gegeben und so lange gemischt, bis die gesamte Oberfläche der Spongiosa mit Fibrinogen-Gentamicin beschichtet ist (Abb. 2). Das mit Gentamicin angereicherte Fibrinogen haftet so gut am Knochen, daß es kaum mehr sichtbar ist. Jetzt wird die *thrombinhaltige Lösung* dazugegeben, wie oben beschrieben und während der Vernetzung von Fibrinogen zu Fibrin wird der Verbund in den austamponierten Knochendefekt gegeben. Dazu wird die Spongiosa mit der Fingerkuppe oder einem Stößel leicht komprimiert. Nach etwa 5 Minuten ist der

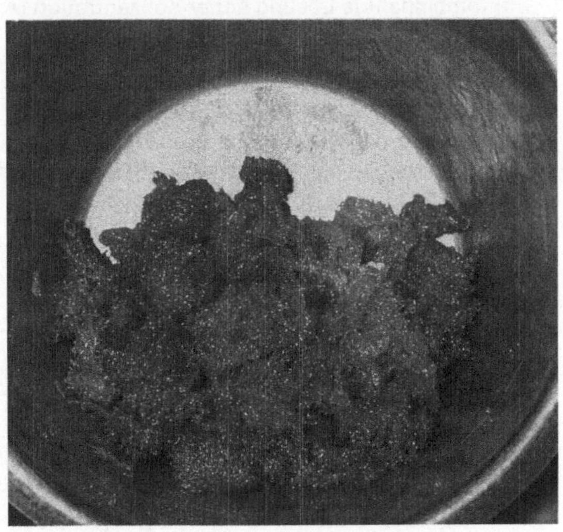

Abb. 2. Mit Fibrin-Gentamicin-Verbund oberflächenbeschichtete autologe Spongiosa

überwiegende Teil von Fibrinogen zu Fibrin vernetzt. Es ist erstaunlich, wie die modellierte Spongiosa im Fibrin-Verbund – z.B. bei Defektüberbrückungen des Knochens – gehalten wird. Der Wundverschluß erfolgt nach Möglichkeit primär. Auf Immobilisation ist besonderer Wert zu legen. Die Dauer der Ruhigstellung richtet sich danach, ob eine Kontinuitätsdurchtrennung des Knochens vorliegt. In etwa 50% unserer Fälle haben wir noch zusätzlich ein systemisches Antibiotikum gegeben. Man sollte darauf achten, daß es synergistisch zum Gentamicin wirkt.

1985 [8] haben wir erstmalig über eine zementlose Prothesenreimplantation am Kniegelenk mit Fibrin-Gentamicin-Spongiosa-Verbund berichtet. Die infizierte Endoprothese wurde mit dem gelockerten Zementkomplex ausgebaut. Durch Gentamicin PMMA-Kugelketten (Septopal), primärem Wundverschluß und Immobilisation im Fixateur externe konnte Infektberuhigung erzielt werden. Zur zementlosen Prothesenreimplantation wurde autologe und homologe Spongiosa mit Fibrin-Gentamicin-Verbund verwendet (Abb. 3f.). Es konnte somit eine ganz erhebliche Menge an tragfähiger Knochensubstanz – bei anhaltender Infektberuhigung – gewonnen werden.

Faustregel: Fibrin-Gentamicin-Spongiosa-Verbund	
I	Fibrin-Gentamicin-Verbund
II	autologe (homologe) Spongiosa
I : II = 1 : (5 bis 10)	

Fibrin-Gentamicin-Spongiosa-Verbund
– humanes Fibrinogen (Tissucol)
  dazumischen
– Gentamicinsulfat (10 mg/kg Körpergewicht – maximal 50 mg)
  in 1 ml Aqua destillata
  dazumischen
– autologe (homologe) Spongiosa
– thrombinhaltige Lösung hoher Konzentration (Applikations-Set: „B" in „D")
abzüglich der Menge an Gentamicinsulfat (= 1 ml)	

I + II = Gesamtmenge I = A + B + (C – B) analog Faustregel S. 100	

Fibrin-Gentamicin-Verbund zur Fistelfüllung

Eine infizierte Fistel zu verschließen, ohne den Ursprung des Fistelganges auszuräumen, widerspricht den Behandlungsprinzipien der septischen Chirurgie. Dennoch sind nach Kontrastmitteldarstellung spontane Verschlüsse infizierter Fisteln beschrieben worden [9, 13]. Die Vorstellung, daß durch den Fibrin-Gentamicin-Verbund der Fistelgang verklebt, die Granulationsgewebsbildung gefördert und im Fistelgang eine bakterizide Antibiotikumkonzentration appliziert wird, hat uns veranlaßt, unter bestimmten Bedingungen Fistelfüllungen durchzuführen. Metallische Implantate, Sequester und nicht resorbierbares Nahtmaterial in Verbindung mit dem Fistelgang sind Kontraindikationen. Bisher wurde nur bei solchen Patienten eine Fistelverklebung durchgeführt, bei denen eine Revision des Fistelganges mit erheblichen Risiken verbunden war. Die Methode wenden wir seit 1981 an und konnten bei über 50 Patienten in etwa der Hälfte aller Fälle eine Infektberuhigung erzielen. Der Keim sollte auf Gentamicin empfindlich sein und Kreatinin- und Harnstoffwerte im Normalbereich liegen.

Die Menge des benötigten Fibrin-Gentamicin-Verbundes schätzen wir nach vorausgegangener Fistulographie. Ist das geschätzte Gesamtvolumen des Fistelganges unter 4 ml, verwenden wir zur Injektion die Doppelspritze aus dem Applikations-Set für Tissucol Fibrinkleber tiefgefroren (2 ml). Beträgt das Fistelvolumen mehr als 4 ml, mischen wir den Fibrin-Gentamicin-Verbund in einer 20 ml Einmalspritze.

Applikation mit Doppelspritze bis zu 4 ml Gesamtvolumen

Auf der einen Seite der Doppelspritze befindet sich 2 ml aufgetautes solartiges Fibrinogen (Tissucol). Auf der anderen Seite wird ebenfalls in einer 2 ml Spritze 1 ml Gentamicinsulfat (vgl. S. 98) aufgezogen und auf 2 ml mit thrombinhaltiger Lösung ergänzt. Die thrombinhaltige Lösung wird, wie auf S. 100 beschrieben, hergestellt. 1000 I.E. Thrombin aus dem Applikations-Set für Tissucol Fibrinkleber tiefgefroren zu 2 ml (Fläschen „D") werden mit 6 ml Kalziumchloridlösung (Fläschen „B") gelöst und 1 ml davon verwendet. Da der Verbund eine hohe initiale Fließeigenschaft haben soll, um das Fistelgangsystem aufzufüllen, ist eine zu hohe Thrombinkonzentration nicht empfehlenswert. Mit der Doppelspritze wird unter Verwendung einer Knopfkanüle der Inhalt beider Spritzen simultan in den Fistelgang gespritzt. Die Fistelöffnung wird mit einer Kompresse während des Einspritzens und danach für ca. 5 Min. komprimiert. Die Knopfkanüle soll unmittelbar nach Injektion durchgespült werden, um Fibringerinnsel in der Kanüle zu vermeiden.

Applikation mit Einmalspritze über 4 ml Gesamtvolumen

In einer 20 ml Einmalspritze wird 50% der Gesamtmenge des Verbundes an aufgetautem, solartigem Fibrinogen (Tissucol) aufgezogen. Dazu werden 50% der Gesamtmenge des Verbundes thrombinhaltige Lösung gegeben, die 1 ml Gentamicinsulfat in Abhängigkeit vom Körpergewicht (Konzentration, vgl. S. 100) enthalten soll. Wir bevorzugen die niedrig konzentrierte Thrombinlösung, wobei 4 I.E. Thrombin aus dem Applikations-Set für Tissucol Fibrinkleber tiefgefroren zu 2 ml (Fläschen „C") mit 3 ml Kalziumchlorid (Fläschen „B") gelöst werden. Die niedrige Thrombinkonzentration ist wichtig, damit nicht in der Spritze schon ausgiebige Vernetzungen stattfinden, die das Einspritzen durch die Knopfkanüle in den Fistelgang verhindern. Das Einspritzen sollte rasch erfolgen. Die Fistelöffnung wird während des Einspritzens und danach für ca. 5 Minuten komprimiert. Knopfkanüle nach Gebrauch gleich spülen!

Nach jeder Fistelfüllung mit Fibrin-Gentamicin-Verbund soll ein Kompressionsverband angelegt werden. Die Fistel kann sich spontan verschließen. Gute Ergebnisse sind auch noch erzielt worden, wenn aus der Fistel über einige Tage eine leichte

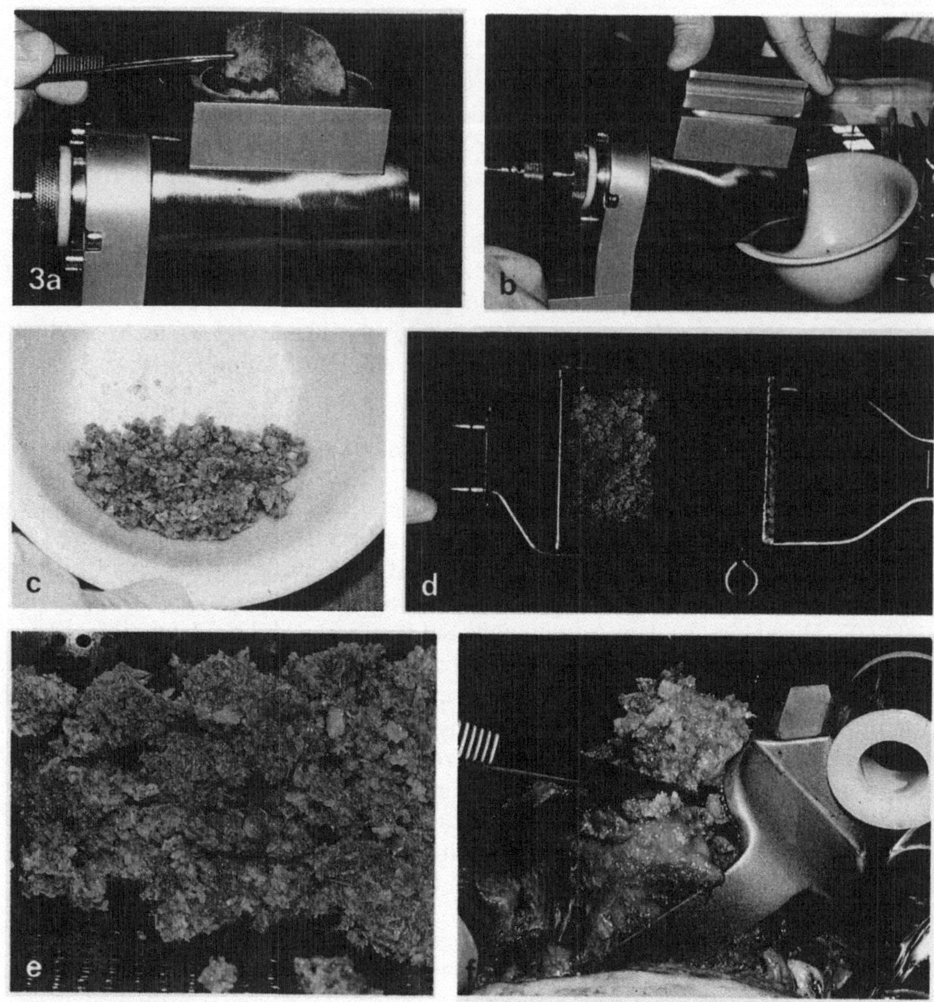

Abb. 3a–f. a Ein kältekonservierter spongiöser oder korticospongiöser Knochen wird aufgetaut; **b** und in der Knochenmühle zerkleinert; **c** Der Knochen wird in einer Schale gesammelt und mit warmer Ringerlösung gewaschen; **d** und in einer Handpresse mechanisch vom Markfett befreit; **e** Die homologe Knochensubstanz kann so verwendet werden; **f** Die Knochensubstanz wird mit Fibrin-Gentamicin-Verbund zur Transplantation eingesetzt (z. B. zementlose Prothesenreimplantation am Kniegelenk)

Sekretion beobachtet wurde. In zwei Fällen, in denen der Keim nicht auf Gentamicin empfindlich war, wurde eine Fistelfüllung mit Cefotaxim im Fibrin-Verbund durchgeführt.

Fibrin-Gentamicin-Verbund bei infektgefährdeter Spongiosaplastik

Obwohl die homologe, kältekonservierte Spongiosa in ihrer osteogenetischen Potenz nicht mit der autologen Spongiosa zu vergleichen ist, haben wir beim Auffüllen großer Knochenhöhlen, insbesondere bei Kindern und Jugendlichen, gute Ergebnisse erzielt. Der homologe Knochen wird intraoperativ bei Kopf-Hals-Resektionen des Hüftgelenkes oder an der Leiche innerhalb der ersten 6 Stunden nach dem Ableben gewonnen. Über die Kältekonservierung in der Knochenbank gelangt er zur Implantation. Obwohl Entnahme und Aufbewahrung steril erfolgen, ist die Gefahr einer Kontamination gegeben. Da der implantierte homologe Knochen bis zum Umbau in lamellären Knochen avital ist, ist die Gefahr einer Infektion gegeben, die bei fehlender Vaskularisation des implantierten Knochens einer systemischen Antibiotikumprophylaxe schlecht zugänglich ist. Hier erscheint uns der mit dem homologen Knochen implantierte Fibrin-Gentamicin-Verbund sinnvoller, abgesehen von den günstigeren Einheilungsbedingungen, wie sie von Bösch u. Mitarb. 1977 durch Fibrin beschrieben wurden. Auch bei offenen Frakturen mit erforderlicher Spongiosaplastik kann der Fibrin-Gentamicin-Verbund eine ergänzende lokalantibiotische Behandlung darstellen.

Der meist in korticospongiösen Blöcken kältekonservierte Knochen wird bei Zimmertemperatur aufgetaut und mit einer Knochenmühle (Fa. Aesculap, Tuttlingen) in grobes Knochenmehl zerkleinert (Abb. 3a–c). Durch mehrfaches Waschen in Ringerlösung von ca. 60 °C und Kompression durch eine Art „Kartoffelpresse" (Abb. 3d–f) kann das nicht erforderliche Markfett weitgehend entfernt werden, sodaß überwiegend Knochensubstanz zur Transplantation eingesetzt werden kann. Die übrig gebliebene Knochensubstanz kann mit autologer Spongiosa vermischt werden. Die weitere Aufarbeitung zum Fibrin-Gentamicin-Spongiosa-Verbund erfolgt wie auf S. 100 beschrieben.

Der während der Vernetzung von Fibrinogen zu Fibrin gut formbare Fibrin-Gentamicin-Spongiosa-Verbund kann eine vielseitige Verwendung finden. Neben großen Knochendefekten und marginal kürettierten Tumoren können Spongiosaplastiken am Pfannenboden und am Schaft bei zementlosen Prothesenimplantationen durchgeführt werden.

Literatur

1. Bösch P, Braun F, Spängler HP (1977) Die Technik der Fibrin-Spongiosaplastik. Arch Orthop Unfall Chir 90:63
2. Braun A, Kratzat R, Heine WD, Pasch B (1980) Der Fibrin-Antibiotikum-Verbund im Tierexperiment zur lokalen Therapie des staphylokokkeninfizierten Knochens. Hefte Unfallheilk 148:809
3. Braun A, Schumacher G, Kratzat R, Heine WD, Pasch B, (1982) Erste klinische Erfahrungen mit dem Fibrin-Tobramycin-Verbund bei Knocheninfektionen. Hefte Unfallheilk 157:66
4. Braun A, Wahlig H, Dingeldein E (1982) Freisetzungskinetik von Gentamycin nach klinischer Anwendung des Fibrin-Gentamycin-Verbundes bei der Osteomyelitis. Vortrag: 69. Tagung der Deutschen Gesellschaft für Orthopädie und Traumatologie, Mainz
5. Braun A, Schumacher G, Kratzat R, Heine WD, Pasch B, Roesler H (1982) Der Fibrin-Antibiotikum-Verbund im Tierexperiment. In Cotta H, Braun A (Hrsg) Fibrinkleber in Orthopädie und Traumatologie, Thieme, Stuttgart
6. Braun A, Güssbacher A, Wahlig H, Dingeldein E (1984) Der Fibrin-Antibiotikum-Verbund als ergänzende Lokalbehandlung der Osteomyelitis. In: Scheele J (Hrsg) Fibrinklebung. Springer, Heidelberg
7. Braun A, Güssbacher A, Heine WD, Dingeldein E (1958) Fibrin-Antibiotic-Complex: Laboratory Investigation and Clinical Results. In: Uhthoff H (Hrsg) Current Concepts of Infections in Orthopaedic Surgery. Springer, Heidelberg

 8. Braun A, Lücke R, Ewerbeck V, Dingeldein E (1985) Der Fibrin-Gentamicin-Verbund in Orthopädie und Traumatologie Vortrag: Symposium Knochen- und Gelenkinfektionen – Diagnose und Therapie, Heidelberg 13. und 14. September
 9. Egkher E, Spängler H (1982) Zum Phänomen des Spontanverschlusses von osteomyelitischen Fisteln nach Kontrastmittelfüllungen. In: Poigenfürst J (Hrsg) Hefte zur Unfallheilk, 157, Springer, Heidelberg
10. Gondarzi YM (1983) Klinische Erfahrungen mit einer Fibrin-Nebacetin-Spongiosaplombe zur Behandlung der chronischen Knocheninfektion und als lokale Infektionsprophylaxe bei nicht infizierten Knochenherden. Akt Traumatol 13:205
11. Kratzat R, Braun A, Schumacher G (1982) Erste klinische Erfahrungen mit dem Fibrin-Antibiotikum-Verbund bei Knochen- und Weichteilinfektionen. Akt Chir 17:58
12. Redl H, Stanek G, Hirschl A, Schlag G (1982) Fibrinkleber-Antibiotika-Gemische. Festigkeit und Elutionsverhalten. In: Cotta H, Braun A (Hrsg) Fibrinkleber in Orthopädie und Traumatologie. Thieme, Stuttgart
13. Rosemeyer, B (1973) Beobachtungen über Spontanverschlüsse von Fisteln nach Kontrastdarstellung. Arch Orthop Unfall Chir 76:242
14. Schumacher G, Braun A, Kratzat R, Fabricius K, Roesler H, Plaue R (1982) Zur Antibiotikumdiffusion aus dem Fibrin-Gentamycin-Verbund. In: Parsch K, Plaue R (Hrsg) Hämatogene Osteomyelitis und posttraumatische Osteitis. Med Lit Verlagsgesellschaft, Uelzen
15. Ulatowski L, Goymann V, Meier M, Thümler P (1980) In-vitro-Ausdiffusion aus einem Fibrin-Antibiotika-Verbund. Orthop Praxis 10:831
16. Ulatowski L, Meier M, Goymann V, Thümler P (1982) Pharmakokinetik eines Fibrinantibiotikumverbundes. In: Cotta H, Braun A (Hrsg) Fibrinkleber in Orthopädie und Traumatologie. Thieme, Stuttgart
17. Wahlig H, Dingeldein E, Braun A, Kratzat R (1982) Fibrinkleber und Antibiotika-Untersuchungen zur Freisetzungskinetik. In: Cotta H, Braun A (Hrsg) Fibrinkleber in Orthopädie und Traumatologie. Thieme, Stuttgart
18. Zilch H, Drehsen R, Lambiris E, Hahn H (1982) Diffusionsverhalten von Cefotaxim aus der Fibrin-Antibiotika-Plombe im Tierversuch. In: Cotta H, Braun A (Hrsg) Fibrinkleber in Orthopädie und Traumatologie. Thieme, Stuttgart

Neue Techniken in der
Plastischen und Wiederherstellungs-Chirurgie

R. Hettich und H. Hörth

Abteilung für Verbrennungen, Plastische und Rekonstruktive Chirurgie d. Medizin. Fakultät der
RWTH, Pauwelsstraße, 5100 Aachen

Die freie Übertragung von Eigenhaut als Spalthaut oder Vollhaut im Sinne der
Reverdin, Thiersch-, Mesh- oder Vollhautplastik gehört zu den ältesten Transplan-
tationstechniken. Eine Vielzahl von verbandstechnischen Varianten wurden in
diesem Zusammenhang beschrieben, die sowohl eine beschleunigte Einheilung als
auch ästhetisch bessere Abheilungsergebnisse und erleichternde Bedingungen für
den Patienten zu versprechen schienen.
Aus der Sicht des Patienten steht nach derartigen Transplantationen meist die
Symptomatik im Bereich des Hebedefekts zunächst im Vordergrund. Funktionelle
und ästhetische Gesichtspunkte ebenso wie die Dauer des stationären Aufenthalts
und der Arbeitsausfall sind zeitlich nachgeordnet. Sie stehen jedoch aus ärztlicher
Sicht von Anfang an im Vordergrund des Interesses. Aus ärztlicher Sicht spielt bei der
Beurteilung der Operationstechnik, nicht ohne Eigennutz, auch der Zeitfaktor eine
gewisse Rolle: der klassische Überknüpfverband, der das Transplantat unter einer
dicken Mull- oder Schaumstoffschicht durch Einzelknopfnähte adaptiert und fixiert,
erfordert weit mehr Zeit und Aufwand als das Kleben entsprechender Transplantate
bei ebenfalls exakter Adaptation. Abbilung 1 zeigt eine typische Wäschemangelverbrennung, die nach primärer Exzision der drittgradig verbrannten Areale sofort
exzidiert und mit 5 kleinen Spalthauttransplantaten versorgt wurde. Der kleine
Entnahmedefekt konnte dabei ebenfalls mit Hilfe der Fibrinklebung primär und
schmerzfrei verschlossen werden. Das Abheilungsergebnis nach 3 Monaten zeigt eine
funktionell und ästhetisch optimales Ergebnis (Abb. 2).
Die Versorgung des Hebedefektes, der im ersten Fall mit dem Rest des Klebers so
problemlos verschlossen werden konnte, stellt aber in weit größerem Maß bei den
großen oft blutenden (Abb. 3) und immer äußerst schmerzhaften Defekten z. B. am

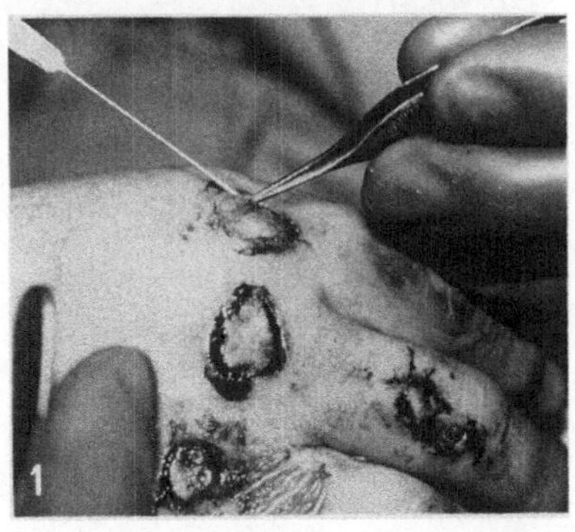

Abb. 1. Typische Wäschemangelverbrennung

Neue Techniken
in der operativen Medizin
Hrsg. von M. Reifferscheid
© Springer-Verlag Berlin Heidelberg 1986

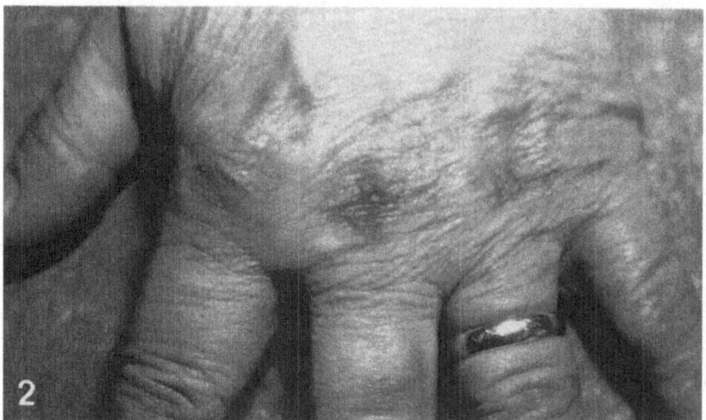

Abb. 2. Abheilungsergebnis aus Abb. 1 nach 3 Monaten

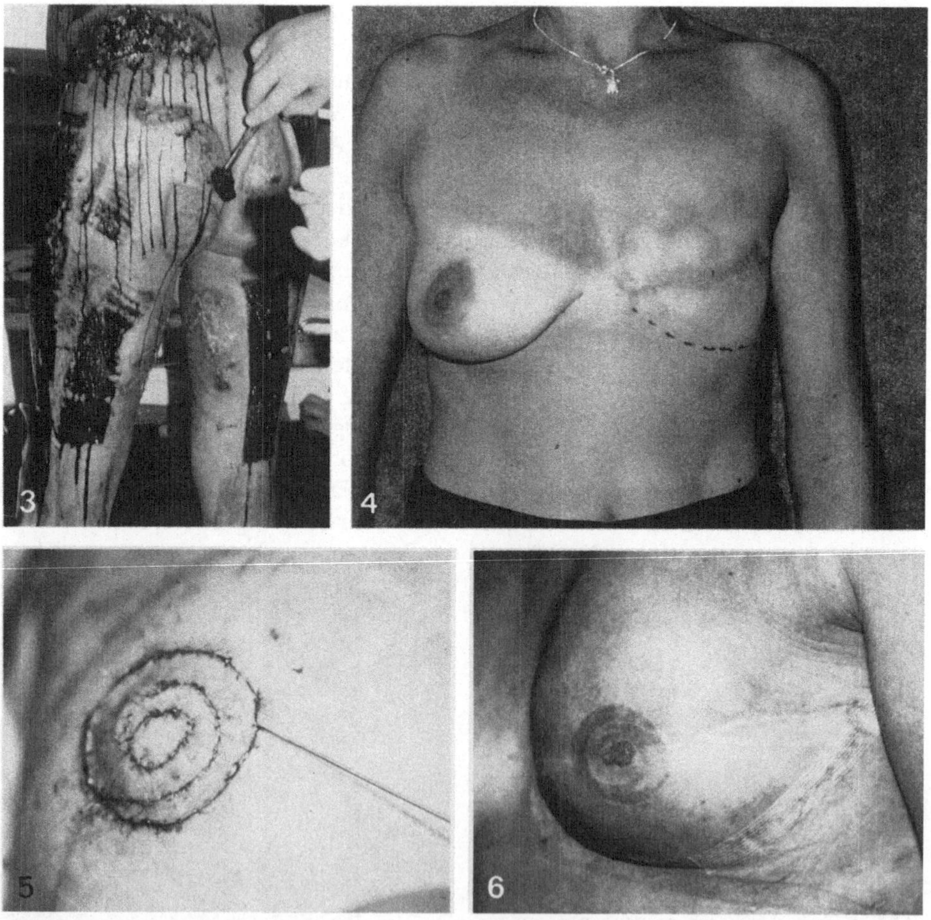

Abb. 3–6. Fibrinklebereinsatz bei großen Oberschenkeldefekten (Abb. 3) und bei der Areolare-
konstruktion (Abb. 4–6)

Oberschenkel ein echtes Problem für den Patienten dar. Auch hier hat die Entwicklung des Fibrinklebers uns neue Möglichkeiten aufgezeigt.

Beim Areola- und Mamillenaufbau aus der schamlippennahen Oberschenkelregion klagen die Patienten viel häufiger über Beschwerden im Entnahmebereich als über Probleme im eigentlichen Operationsgebiet. Hier werden Areola und Mamille mit Hilfe der Fibrinklebung unter zusätzlicher Verwendung einiger Einzelnähte transplantiert, nachdem in einer früheren Sitzung der Mammaaufbau mit Hilfe eines Latissimuslappens durchgeführt wurde. Die Entnahmestelle am Oberschenkel konnte nach primärem Verschluß durch Überschichten mit Fibrinkleber primär abheilen, ohne daß es zu den an dieser Lokalisation typischen Sekundärheilungen kam, da der Eintritt ortsüblicher Keimpopulationen durch die Stichkanäle mit Hilfe der zusätzlichen Fibrinklebung fast immer verhindert werden kann.

Die Aerolarekonstruktion kann auch durch Verkleinerung der Gegenseite aus der kontralateralen Areola durchgeführt werden (Abb. 4 u. 5), wobei das Überkleben des schneckennudelartigen Transplantats sehr hilfreich ist und zu einem guten Ergebnis (Abb. 6) beiträgt.

Die Behandlung großflächiger Tätowierungen mittels tangentialer Exzision muß oft durch eine partielle Nachexzision in voller Hautdicke ergänzt werden, diese Areale können dann mit den nicht exogen pigmentierten mitexzidierten Spalthautanteilen im Sinne eines Overgrafting gedeckt werden. Auch bei diesem Vorgehen hat sich uns die Fixierung solcher dünner Spalthauttransplantate mittels Fibrinklebung sehr gut bewährt. Das Verkleben ersetzt dabei nicht nur den in diesen Fällen ohnehin undurchführbaren Überknüpfverband; es verhindert darüber hinaus das Unterbluten und damit die unumgänglichen Teilverluste der Transplantate.

Bei großflächigen Verbrennungen im Thoraxbereich, hier im Falle eines 74jährigen Patienten (Abb. 7), ist es von besonderer Bedeutung, keine zirkulären fixierenden Verbände anzubringen, um die Atmung nicht zu behindern. Die Meshtransplantate wurden hier ausnahmslos geklebt (Abb. 8). Die Hebedefekte an den Oberschenkeln wurden in diesem Falle ebenfalls verklebt, wobei zusätzlich eine Kollagenfolie verwendet wurde. Durch diese Maßnahme war es möglich, den Patienten ohne Blutungsgefahr und ohne Schmerzen unmittelbar postoperativ zu mobilisieren, eine Maßnahme , die zu seinem Überleben ebenso beigetragen hat, wie die Transplantation selbst. Die hier zur Deckung des Hebedefekts eingesetzte Folie, hat sich uns insbesondere nach Spalthautentnahme am behaarten Kopf wegen der dadurch

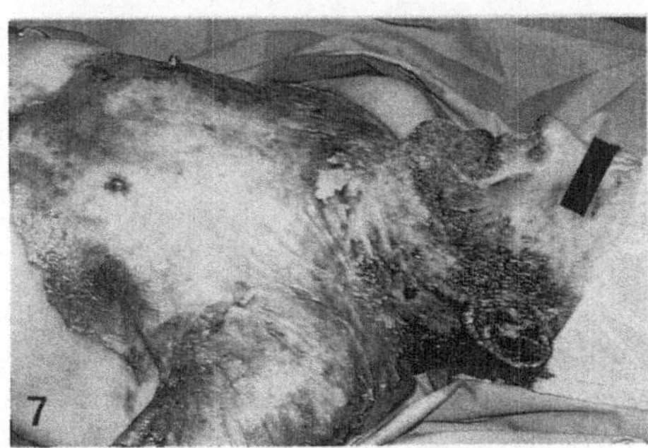 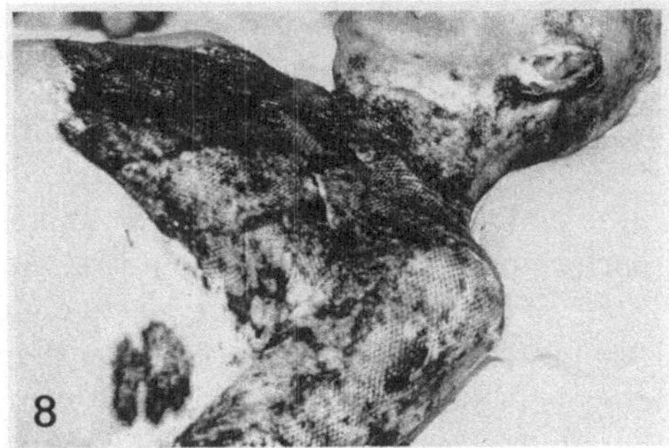

Abb. 7–8. Großflächige Verbrennungen im Thoraxbereich (Abb. 7). Die Meshtransplantate wurden hier ausnahmslos geklebt (Abb. 8)

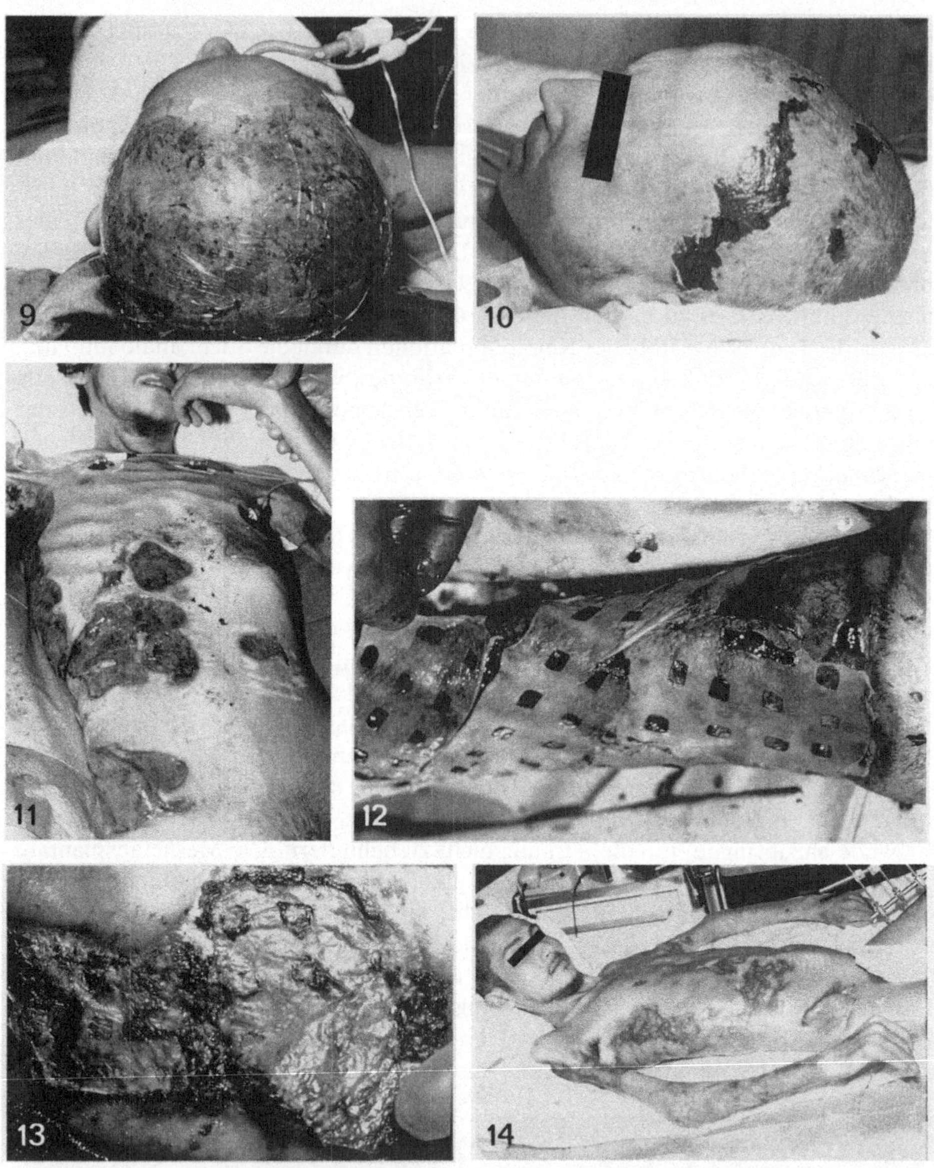

Abb. 9–14. Einsatz von Kollagenfolie (s. Text)

problemlosen Lagerung (Abb. 9) und auch beim Einsatz der Mischtransplantation nach chinesischem Vorbild bewährt, wie Abbildung 10 beweist.

Zum praktischen Procedere noch einige erläuternde Anmerkungen. Dieser aus Afganistan stammende Patient, bei dem monatelang Eigenhauttransplantate nicht eingeheilt sind, wurde nach Verbesserung seiner Ernährungs- und Abwehrsituation bereits 14 Tage nach seiner Einlieferung mit perforierten Fremdhauttransplantaten versorgt (Abb. 11 u. 12). Nachdem diese Transplantate bereits 2 Tage später festen Kontakt mit der Unterlage aufgenommen hatten, wurden kleine Eigenhautinseln

vom Kopf in die vorgestanzten Löcher eingebracht und das gesamte Mosaik mit der genannten Kollagenfolie überklebt. Die Kollagenmembran konnte nach 12 Tagen problemlos abgehoben werden (Abb. 13). Zu diesem Zeitpunkt war auch die Entnahmestelle am Kopf weitgehend abgeheilt.
Die großen Wundflächen (Abb. 14) waren nach 3 Monaten durch schrittweise Mischtransplantation und 3malige Entnahme von der behaarten Kopfhaut zu einer völligen Deckung gekommen. Der Patient konnte dann zur weiteren Versorgung seiner fast vollständig versteiften Gelenke der krankengymnastischen und orthopädischen Rekonstruktion zugeführt werden.

Auch im Zusammenhang mit der plastisch-mikrochirurgischen Rekonstruktion bietet die neue Technik der Klebung von Hauttransplantationen große Vorteile:
Zur Deckung eines großflächigen Defekts im Kniegelenk- und Unterschenkelbereich wurde ein M. latissimus Transfer vorgenommen. Die Rekonstruktion mit einem myokutanen Lappen hätte hier nicht nur zu einer weit schlechteren Kontur des Beines, sondern auch zu einem nicht primär verschließbaren Defekt im Hebebereich geführt. Es wurde deshalb auf den frei transplantierten Muskel ein 1:1,5 gemeshtes Spalthaustransplantat aufgeklebt.
Auch zur Abdeckung der Muskelschwenklappen z. B. nach Defektdeckungen bei offenen Trümmerfrakturen ist die Fibrinklebung bei der abschließenden Hauttransplantation oft sehr hilfreich. Der meist dreidimensional angebrachte Fixateur externe, der den operativen Zugang zum Muskel freilassen muß, macht die Fixierung des Hauttransplantats mittels Einzelnähten meist fast unmöglich. Hier wurde der im Defekt freiliegende Muskelanteil lediglich durch Fibrinklebung mit einem dünnen Spalthauttransplantat gedeckt, das sowohl die Zeitdauer der Operation als auch den postoperativen Verlauf wesentlich vereinfache.
Die hier vorgestellten Einsatzmöglichkeiten der Hautklebung mit der physiologischen Fibringerinnung stellen lediglich beispielhaft einige Indikationen dieser neuen Technik auf dem Gebiet der plastischen Chirurgie vor. Auch wenn bis heute vergleichende klinische Studien nicht vorzuweisen sind, so kann, nachdem bei exakter Technik negative Auswirkungen auf die Heilung mit Sicherheit nicht erwartet werden können, die Fibrinklebung als ein wesentlicher Fortschritt bei der Versorgung von Hauttransplantaten und Entnahmestellen im Sinne von Arzt und Patient bezeichnet werden.

Literatur beim Verfasser

IV. Kopf-/Halsbereich
(HNO, Neurochirurgie, ZMK)

Fibrinkleber in der Ohrmuschelchirurgie

H. Weerda

HNO-Klinik der Albert-Ludwigs-Universität, Kilianstraße 5, 7800 Freiburg i. Br.

Die Fibrinklebung wird seit Jahren in der Hals-Nasen-Ohren-Chirurgie bei verschiedenen Operationen eingesetzt [6, 7, 9, 19].

In der Ohrmuschelchirurgie verwenden wir den Fibrinkleber überwiegend zur Fixierung freier Transplantate oder zur Adaption von gestielten Lappen, um Hohlräume zu vermeiden oder um den Lappen an den, in verschiedenen Richtungen gekrümmten Flächen des Ohrmuschelreliefs zu fixieren. Auf einige Anwendungsmöglichkeiten der Fibrinklebung in der Trauma-, Tumor- und Mißbildungschirurgie der Ohrmuschel soll hier eingegangen und gleichzeitig gezeigt werden, daß die rekonstruktive Chirurgie in diesem, doch recht schwierigem Gebiet, in den letzten Jahren auch durch die Anwendung solcher modernen Techniken neue Impulse erfahren hat.

Das Ohrmuscheltrauma

Das Othämatom und Otserom

Frische oder organisierte Hämatome werden ausgeräumt und der Hautperichondriumlappen in der alten Lage am Knorpel angeklebt [4].

Teilersatz der Ohrmuschel

Bei Verlusten von Teilen der Ohrmuschel (Abb. 1a) wird nach Schablone des gesunden Ohres aus autogenem Rippenknorpel das Gerüst geformt. (Kommt es hier bei der Rippenknorpelentnahme zur Verletzung der Pleura, so wird ein Faszienlappen über den Defekt geklebt und so der Defekt sicher verschlossen [19]. Das Gerüst (Abb. 1b) wird im ersten Schritt unter die Mastoidhaut gebettet, in der zweiten Sitzung heben wir das mit Bindegewebe umhüllte Gerüst aus seinem Bett heraus und kleben auf die entstandenen Wundflächen Vollhauttransplantate auf. Das Relief der Ohrmuschel kann dann in weiteren Sitzungen noch verfeinert werden (Abb. 1c).

Der totale Ohrmuschelabriß [13, 14]

Da die Basis für das abgerissene Ohr zu schmal ist, kommt es in der Regel zur Nekrose der wieder angenähten Ohrmuschel. Außerdem wird in der Literatur eine Readap-

Neue Techniken
in der operativen Medizin
Hrsg. von M. Reifferscheid
© Springer-Verlag Berlin Heidelberg 1986

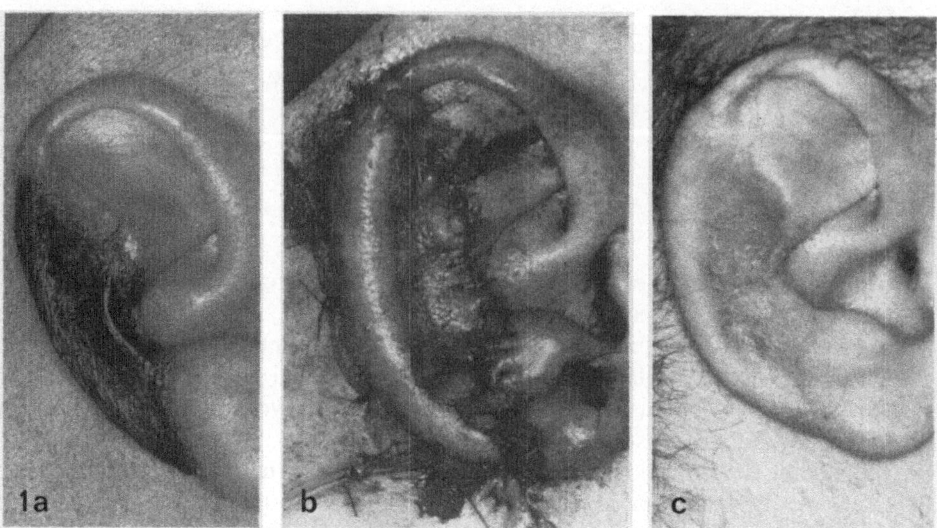

Abb. 1a–c. Ohrmuschelabriß: Nekrose nach Readaptation als composite graft **(a)**; Rekonstruktion des Defektes mit einem autogenen Rippenknorpelgerüst und einem retroaurikulären Lappen. Die Helix ist durch Matratzennähte ausgeformt **(b)**; Zustand nach zwei Operationsschritten **(c)**

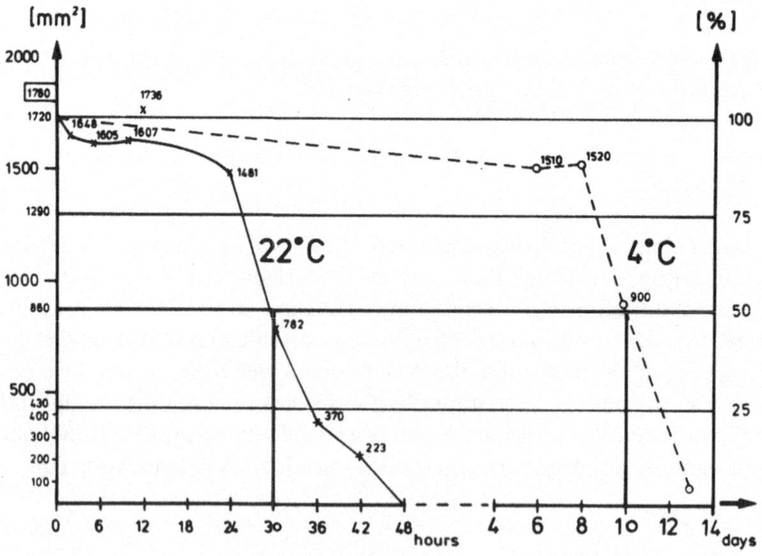

Abb. 2. Experimentelle Untersuchung zur Replantation von composite grafts der Ohrmuschel am Kaninchen.

Abszisse: Lagerungszeit bis zur Replantation

Ordinate: Fläche des eingeheilten composite graft in mm und %

×————×   Bei Raumtemperatur gelagert (22°C)

o------------o   Gekühlt gelagert (4°C)

tion innerhalb der ersten zwei bis fünf Stunden gefordert. Berichte über wieder angewachsene Ohrmuschelteile sind nur ganz vereinzelt in der Literatur zu finden und können als Wunderheilungen eingestuft werden.

Wir übersehen eine Zahl von 13 eigenen oder uns zur Ohrmuschelrekonstruktion zugewiesenen Patienten, bei denen es zur Nekrose nach Readaptation gekommen ist (Abb. 1a).

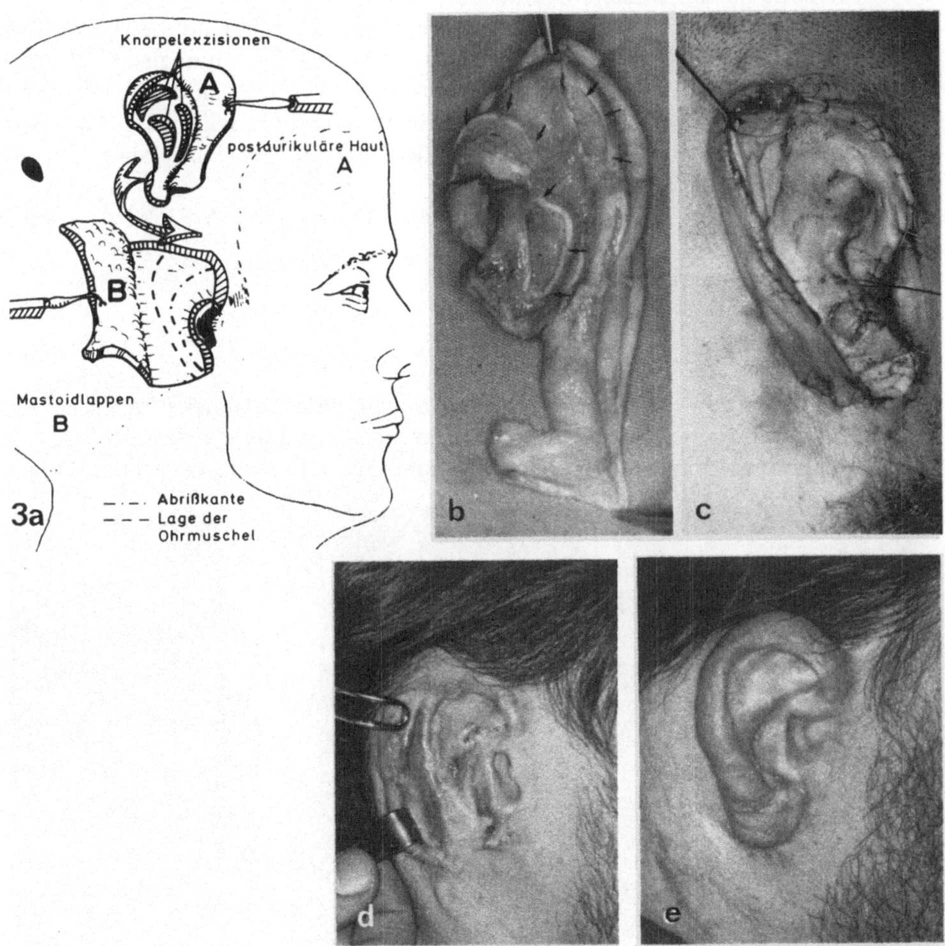

Abb. 3a–e. Totalabriß der Ohrmuschel. **a** Schema der Replantation der Ohrmuschel bei Totalabriß nach Baudet et al. (1972) in der Modifikation nach Arfai (1974). Nach Abpräparieren der postaurikulären Haut (A) zur Helix hin wird der Ohrmuschelknorpel gefenstert. Vergrößerung der postaurikulären Abrißwunde auf dem planum mastoideum (B). Der Knorpel wird auf die vergrößerte Mastoidwunde und der postaurikuläre Lappen (A) auf den Mastoidlappen (B) geklebt; **b** Nach Abpräparieren der postauriculären Haut Fenstern des Ohrmuschelknorpels (⇐); **c** Situationsnähe und Einkleben der Ohrmuschel in anatomisch korrekter Lage; **d** Die eingeheilte Ohrmuschel wird nach 6 Wochen abgehoben (siehe c); **e** Ohrmuschel, ein halbes Jahr nach Abriß

In einer relativ unbekannt gebliebenen Veröffentlichung schlägt Baudet [2] vor, die Ohrmuschelrückseite von Haut zu befreien, den Knorpel zu fenstern und das Wundbett auf dem Mastoid zu vergrößern, um so das Transplantat zur Einheilung zu bringen (Abb. 3a). In einer tierexperimentellen Studie am Kaninchen haben wir diese Methode untersucht und nachweisen können, daß ungekühlte Transplantate (Abb. 2; 22°C) noch nach 24 Stunden komplett einheilen, und daß die Transplantate sogar noch nach acht Tagen einheilen, wenn sie bei 4°C in physiologischer Kochsalzlösung gelagert werden (Abb. 2; 4°C).

Bei zwei Patienten konnten wir mit der von Arfai [1] angegebenen Modifikation dieser Methode die abgerissene Ohrmuschel erhalten (Abb. 3).

Dabei wird der gefensterte Ohrmuschelknorpel (Abb. 3a und b) auf das vergrößerte Wundbett des Mastoids mit Fibrinkleber aufgeklebt (Abb. 3c) und zusätzlich über mehrere Tage ein leichter Druckverband angelegt. Nach Einheilen des Transplantates, etwa 6 Wochen später (Abb. 3d) kann dann die Ohrmuschel aus ihrem Bett abgehoben und in weiteren Sitzungen zu ihrer endgültigen Form ausgearbeitet werden (Abb. 3e; [13, 14]).

Tumoren der Ohrmuschel

Freie Transplantate

Bei kleinen Tumoren der Concha wird das Malignom mit Knorpel im Gesunden entfernt und auf den entstandenen Defekt ein nach Schablone geschnittenes, von retroaurikulär entnommenen Vollhauttransplantat geklebt. Muß bei großen Tumo-

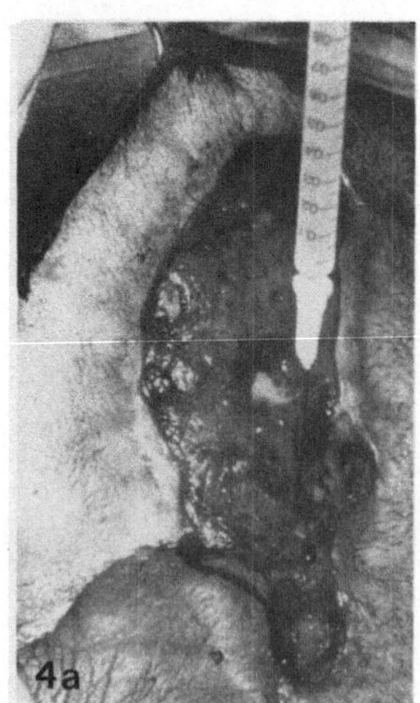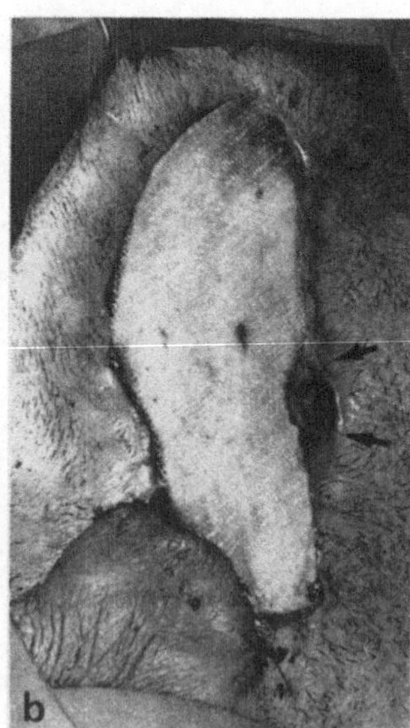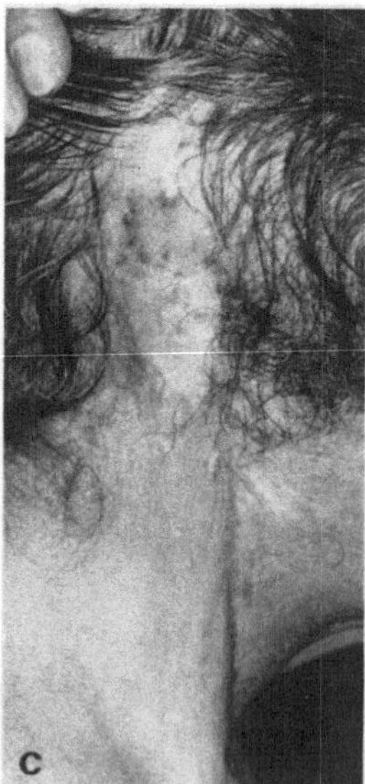

Abb. 4a–c. Zustand nach Ablatio auris mit Ohrmuschelumgebung, Anbohren der Tabula externa und Konditionieren des aufschießenden Granulationsgewebes. Auftragen des Fibrinklebers (⇒) **(a)**; das nach Schablone geschnittene, freie Spalthauttransplantat ist in den Defekt eingeklebt **(b)**; Zustand 3,5 Jahre nach Ablatio auris **(c)**

ren das Periost mit entfernt werden, so muß man zunächst die Tabula externa mehrfach aufbohren. Nach Aufschließen und Konditionierung der Granulationen (Abb. 4a) kleben wir auch hier die großen, freien Transplantate auf (Abb. 4b und c).

Gestielte Lappen

Zur Deckung von Defekten setzen wir auch häufig gestielte Lappen der Umgebung ein, die mit Fibrinkleber in die verschiedenen Nischen des Ohrmuschelreliefs sicher eingeklebt werden (Abb. 5). Die Helix kann temporär abgetrennt und später wieder eingearbeitet werden.
Auch große Lappen lassen sich mit Fibrinkleber gut dem Ohrmuschelrelief anpassen. Wird eine Petrosektomie notwendig, so muß nach Ausfräsen des Mittel- und Innenohres zur Verödung freies Fett eingeklebt werden. Die Tube wird mit Wachs verplomt und zur Deckung des häufig recht großen Defektes ein myokutaner Pectoralis major-Insellappen verwendet.

Die Dysplasien der Ohrmuschel

Dysplasien I. und II. Grades

Bei der Ohrmuschelanlegeplastik verwenden wird eine modifizierte Converse-Technik [5], dabei fräsen wir mit einer Diamantfräse Rinnen, wo Converse inzidiert (Abb. 6).

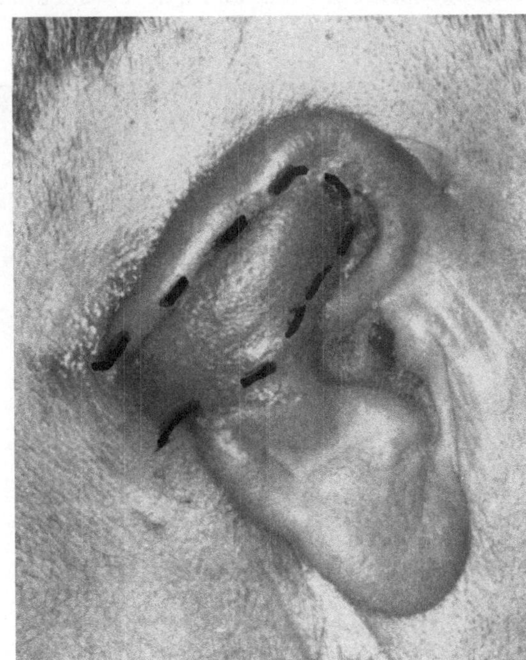

Abb. 5. Einkleben eines gestielten, retroaurikulären Lappens zur Rekonstruktion eines Anthelixdefektes. Die Helix ist temporär verlagert

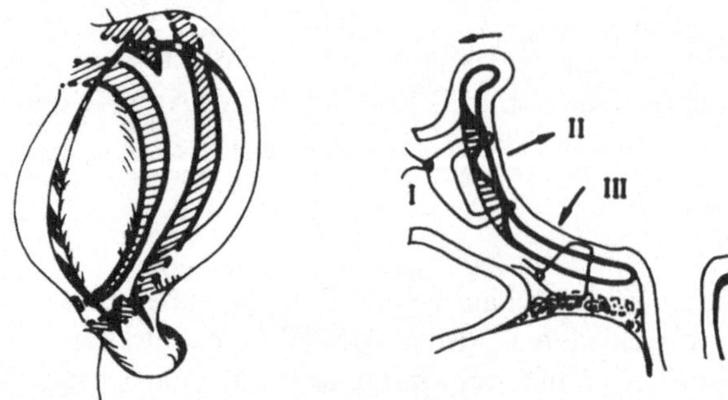

Abb. 6. Unsere Modifikation der Otoplastik nach Converse [13, 15]. Schleifen von Rinnen mit einer Diamantfräse, um variable Möglichkeiten der Ohrmuschelverformung zu schaffen

Wir haben so mehr Möglichkeiten, die Ohrmuschel zu formen und können diese Modifikation bei einer ganzen Reihe von verschiedenen Dysplasieoperationen einsetzen [13, 15].

Wie bei der Anlegeplastik, wird auch bei der Cup ear-Deformität Typ Ia [12] die postaurikuläre Haut nach Aufrichten von Antehelix, Scapha und Helix angeklebt.

Bei der schweren Cup ear-Deformität (Typ III; Abb. 7a; [12]) wird das Ohrmuschelrudiment aufgetrennt, geliftet und der Mittelteil durch ein autogenes Rippenknorpelgerüst und durch gestielte Hautlappen rekonstruiert (Abb. 7b und c). Auch hier werden freie und gestielte Lappen – ähnlich wie bei der später beschriebenen Mikrotieoperation – mit Fibrinkleber sauber und sicher adaptiert.

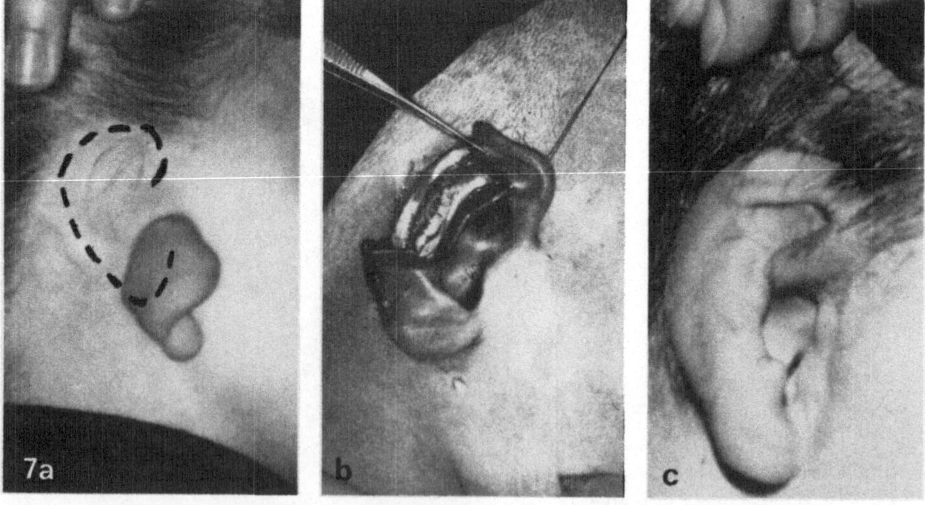

Abb. 7a–c. Schwere „Cup ear-Deformität" (Typ III) mit Mikrotie und Dystopie (------ normale Ohrmuschellage) **(a)**; Auftrennen der zu kleinen Ohrmuschel und Einziehen eines autogenen Rippenknorpelgerüstes **(b)**; eine in vier Schritten rekonstruierte, schwere Tassenohrdeformität **(c)**

Die Dysplasie III. Grades

Die Chirurgie der Atresia auris

Bei einseitiger Mikrotie mit Atresia auris wird ab dem 5. Lebensjahr in der Regel nur die Ohrmuschel aufgebaut. Bei doppelseitiger Mikrotie und Atresie versorgen wir das Kind bereits im 1. Lebensjahr mit einem Knochenleitungshörgerät, ab dem 4. Lebensjahr operieren wir dann nach ausgiebiger audiologischer und röntgenologischer Exploration [3] ein Mittelohr. Den Gehörgangseingang decken wir mit

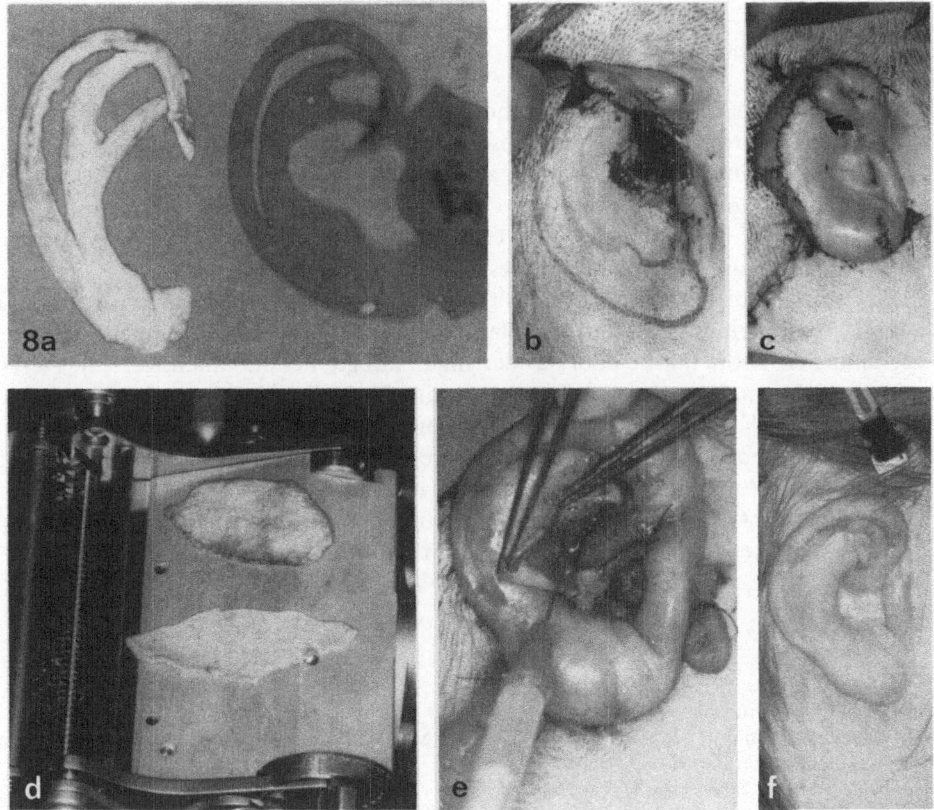

Abb. 8a–f. Einseitige Mikrotie III. Grades mit Atresia auris congenita rechts. **a** Nach Schablone des gesunden Ohres geschnitztes, autogenes Rippenknorpelgerüst; **b** *1. Operationsschritt.* Auf dem planum mastoideum präparierte Hauttasche für das Knorpelgerüst. Das Rudiment wird verlagert und später bei der Helixrekonstruktion mitverwendet; **c** *2. Operationsschritt.* Die Ohrmuschel ist abgehoben und die postauriküläre Wunde mit einem aufgeklebten Vollhauttransplantat gedeckt. Zusätzlich ist das verlagerte Ohrmuschelrudiment für eine Aufspaltung (←) vorbereitet. Der Lobulus wurde in gleicher Sitzung geformt; **d** Wagner-Dermatom mit einem, von uns konstruierten Zusatzgerät*. Es lassen sich hiermit von Hautstücken, die aus der Inguinal-Region oder der Thoraxnarbe entnommen wurden, Transplantate jeder Dicke abnehmen (s. Text); **e** *3. und 4. Operationsschritt.* Ausformen der Ohrmuschel. Die Vollhauttransplantate aus der Thoraxnarbe werden eingeklebt; **f** Ohrmuschel, nach vier Operationsschritten, ein Gehörgang wurde nicht angelegt

---

* Fa. Aesculap, Tuttlingen

gestielten Lappen, der neu geschaffene Gehörgang wird mit Vollhauttransplantaten (0,30–0,35 mm Dicke) tapetenförmig ausgeklebt, um für die spätere Hörgeräteversorgung ein gut belastbares Lager zu bekommen [18]. Das rekonstruierte Mittelohr decken wir mit Temporalisfaszie ab und epithelisieren diese dann mit aufgeklebter, dünner Spalthaut (0,20–0,25 mm Dicke; [18]).
Wir erhalten so ein schwingungsfähiges Trommelfall. Bei der Atresieoperation sollte die periaurikuläre Haut so inzidiert werden, daß sie später zum Ohrmuschelaufbau wieder verwendet werden kann. Es ist deshalb erstrebenswert, daß Mittelohr- und Ohrmuschelaufbau von einem einzigen Operateur durchgeführt werden, zumindest sollte bei verschiedenen Operateuren die Operationsplanung gemeinsam erfolgen.

Der Ohrmuschelaufbau

Mit dem Ohrmuschelaufbau wird frühestens mit dem 5. Lebensjahr begonnen, bei doppelseitiger Atresie nach dem Aufbau eines Mittelohres.
Das Knorpelgerüst (Abb. 8a) wird in anatomisch richtiger Lage in eine Tasche der Mastoidhaut eingebracht (Abb. 8b).
In einer zweiten Sitzung heben wir die Ohrmuschel ab und kleben Vollhauttransplantate vom Gesäß auf die postaurikuläre Wunde (Abb. 8c).
In weiteren Sitzungen kann dann das Ohrmuschelrelief ausgeformt werden. Dafür benötigen wir kleinere Vollhauttransplantate, die aus der durch die Rippenentnahme entstandenen Thoraxnarbe oder aus der Inguinalregion entnommen werden. Durch primäre Naht erhalten wir strichförmige, weniger auffällige Narben und vermeiden so erneut große Wundflächen. Mit einem, von uns entwickelten Dermatomzusatz, lassen sich beliebig dicke, freie Transplantate schneiden (Abb. 8d).
Diese kleinen Vollhauttransplantate werden mit Fibrinkleber fixiert (Abb. 8e).
Der Aufbau der Ohrmuschel kann in vier bis fünf Schritten mit einem befriedigenden kosmetischen Resultat abgeschlossen werden (Abb. 8f).

Literatur

1. Arfai (1974) Zitat nach Spira
2. Baudet J, Tramond P, Massard J-F, Goumain M (1972) Les réimplantations du pavillon de l'oreille mutilée. Rev Laryng 93:241–256
3. Bockenheimer S, Weerda H, Hartenstein V (1984) Das hochauflösende Computertomogramm des Felsenbeines bei Ohrmuschelmißbildungen (Ein Vergleich mit der normalen Felsenbeinanatomie). (Verhandlungsbericht) Arch Otorhinolaryngol
4. Brusis T (1982) Die Behandlung des Otseroms mit Fibrinkleber. HNO 30:272–274
5. Converse JM, Nigro A, Nilson F, Johnson N (1955) A technique for surgical correction of lop ears. Plast Reconstr Surg 15:411
6. Draf W (1980) Erfahrungen mit der Technik der Fibrinklebung in der Hals-Nasen-Ohren-Chirurgie. Laryng Rhinol 59:99–107
7. Kastenbauer E (1977) Nasenseptumersatz und Dermoplastik bei der Rendu-Osler-Weberschen-Erkrankung. Laryng Rhinol 56:890–894
8. Spira M (1974) Early care of deformities of the auricle resulting from mechanical trauma. In: Tanzer R, Edgerton M: Symposium on reconstruction of the auricle. Vol. X, the C.V. Mosby Co., St. Louis
9. Staindl O (1977) Die Gewebeklebung mit hochkonzentriertem humanem Fibrinogen am Beispiel der freien, autologen Hauttransplantation,. Arch Otorhinolaryngol 218:219–228

10. Staindl O, Chmelicek-Feuerstein C (1982) Fibrinklebung in der HNO-Heilkunde, Kopf- und Halschirurgie. Scientific Workshop, Graz 6–7. III, Immuno, Wien, 1982

11. Staindl O (1984) Fibrinklebung bei der Rekonstruktion von Weichteildefekten und Tumorresektion. In: Scheele J (Hrsg): Fibrinklebung. Springer, Berlin Heidelberg

12. Tanzer R (1977) Deformities of the auricle. In: Converse JM (ed) Reconstructive plastic surgery, 2nd edn. Saunders, Philadelphia, Vol III

13. Weerda, H (1979) Bemerkungen zur Ohrmuschelplastik und zum Ohrmuschelabriß. Laryng Rhinol 58:242

14. Weerda H (1980) Das Ohrmuscheltrauma. HNO 28:209–217

15. Weerda H (1982) Unsere Erfahrungen mit der Chirurgie der Ohrmuschelmißbildung. Laryng Rhinol 61:346–500

16. Weerda H (1984) Die Chirurgie der Ohrmuschel nach Unfallverletzungen. In: Jungbluth K, Mommsen U (Hrsg) Plastische und wiederherstellende Maßnahmen bei Unfallverletzungen. Springer, Berlin Heidelberg

17. Weerda H (1984) Die Chirurgie der kindlichen Ohrmuschelmißbildungen. Laryng Rhinol 63:120–122

18. Weerda H, Bockenheimer S, Trübi M (im Druck) Gehörverbessernde Operationen bei Ohrmuschelmißbildungen (Eine katamnestische Untersuchung bei 89 Operationen). HNO 33:449–452

19. Weerda H (1985) Fehler und Gefahren bei der Rippenknorpel- und Rippenentnahme. Laryng Rhinol 64:221–222

Die Behandlung von Hämangiomen durch Thrombosierung mit Fibrinkleber

A. KRÜGER

Abtlg. HNO, Plastische und Wiederherstellende Operationen, Bethesda-Krankenhaus, Heerstraße 219, 4100 Duisburg 1

Vorbemerkungen

Die Hämangiome mit überwiegend kapillären Gefäßanteilen obliterieren häufig spontan, solche mit mehr kavernösem Aufbau können sowohl persistieren als auch durch starke zerstörende Wühltätigkeit behandlungsbedürftig werden.

Früher wurde versucht, durch Kompression eine Obliteration zu erzwingen, was nicht gelang [1]. 1918 empfahl Lexer sowohl die vollkommene Excision und die Kauterisierung mit rauchender Salpetersäure als auch die Stichelung des Tumors mit Magnesium nach Payr für die subkutanen Angiome der Schädeldecke und des Gesichtes.

Injektionen von chemischen Stoffen (z.B. 70% Alkohol, 1% Chlorzinklösung) führten zur Verschorfung und Nekrose aber auch zu Blutungen und Entzündungen, es wird auch von Verblutungen berichtet. Die Aufbringung von gefrorener Kohlensäure wurde von Sauerbruch durchgeführt. Die in der gleichen Veröffentlichung erwähnte Bestrahlungstherapie gilt heute als obsolet.

Dennecke und Hartert schreiben 1954 in einer Arbeit, in der die Injektion von Thrombin in Gefäße bei einem Fall von „Unstillbarem Nasenbluten" zum Erfolg geführt hat: „Eine Verbesserung der o. g. Technik, nämlich Thrombin-Injektionen in Gefäße, ist möglicherweise durch gleichzeitige Injektion einer fibrinogenhaltigen Lösung mit der Thrombinlösung zu erzielen. Hierdurch ließe sich bei erhöhter Konzentration des Fibrinogens am Ort der Wahl ein apriori wesentlich belastbareres Gerinsel erzeugen.

Verfahren

Ausgehend von dem Gedanken und der Technik der selektiven und superselektiven Embolisation, bei der über Katheter embolisierende Substanzen auch als Operationsvorbereitung in den Gefäßtumor appliziert werden, wurde Tissucol (Fibrinogen und Thrombin) erstmals vor 5 Jahren direkt in den Tumor appliziert.

Bei dem Präparat Tissucol (Fibrinkleber) handelt es sich um humanes Fibrinogen und Thrombin, das im Moment der Injektion aus 2 Spritzen in einem Y-Stück zusammengeführt wird und sich sofort zu einem gelatineartigen Körper vereint.

Im Moment der Injektion verbindet sich das injizierte Tissucol mit dem im Blut vorhandenen Fibrinogen und Thrombin zu einem Thrombus, der die angiomatös erweiterten Gefäßlumen vollständig ausfüllt.

Ich verwende hierbei die schnellhärtende Phase von Tissucol. Die Injektion geschieht ohne Lokalanästhetikum jeweils direkt mit einer Nadel in die Kavernen des

Neue Techniken
in der operativen Medizin
Hrsg. von M.Reifferscheid
© Springer-Verlag Berlin Heidelberg 1986

Hämangioms. Bei Säuglingen und Kleinkindern, sowie bei den Patienten, bei denen eine Operation nicht angestrebt wird, kann die Tissucol-Injektion in 3wöchentlichen Abständen wiederholt werden. Dieses Vorgehen führt zu einer deutlichen, fortschreitenden Abnahme der Blutfülle der Gefäßtumore, der Bindegewebsanteil nimmt zu und es kommt zur Schrumpfung des Hämangioms. Bei erwachsenen Patienten als auch bei Kindern, bei denen eine Operation vorgesehen war, konnte nach Schrumpfung des Tumors die totale Exstirpation problemlos durchgeführt werden.

Es sollten der Injektionsbehandlung jeweils angiographische Darstellungen der Tumore zur Klarstellung des Zu- und Abflusses vorausgehen.

Falldarstellungen

a) 2jähriges Mädchen mit einem großvolumig stark über das Hautniveau erhabenen Hämangiom, das seinen Sitz genau über der Fontanelle hat. Der Tumor hat in den letzten Monaten stark an Volumen zugenommen und blutete. Wegen des starken Pulsierens mußte festgestellt werden, ob der Tumor intrakraniel oder extrakraniel ernährt wurde. Die angiographisch nachweisbare Füllung erfolgte aus der Arteria temporalis beider Seiten (Abb. 1).
Die Tissucol-Injektion führte zu einer erheblichen Abnahme der Blutfülle des Tumors, so daß die totale Exstirpation problemlos vorgenommen werden konnte.

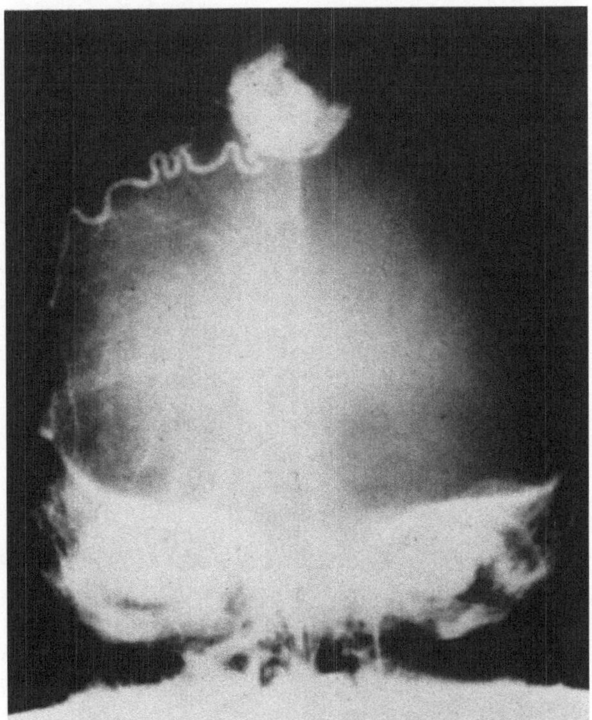

Abb. 1. Angiographie des Hämangioms über der Fontanelle des 2jährigen Mädchens, gespeist aus der Arteria Temporalis

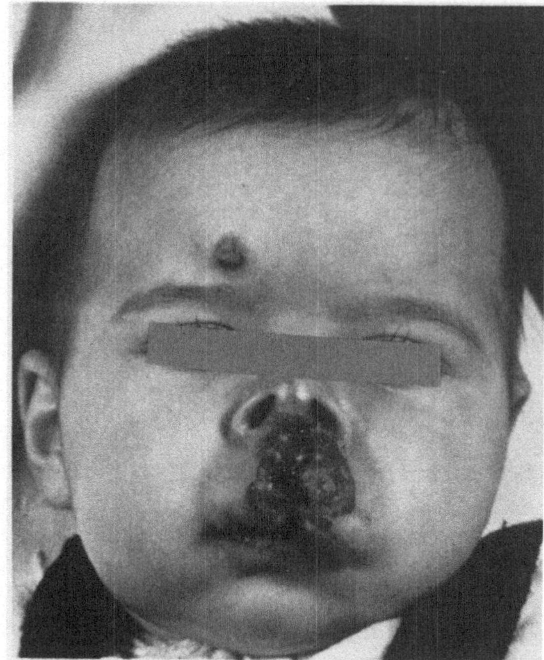

Abb. 2. Sich ausbreitendes, blutendes Hämangiom der Oberlippe eines 4-Monate alten Säuglings

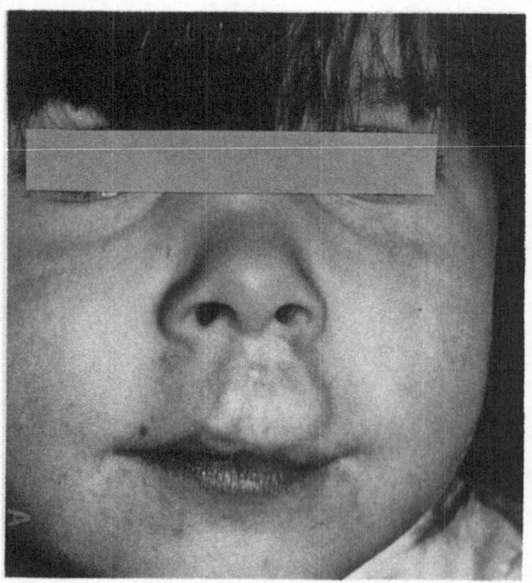

Abb. 3. Narbenzustand an der Oberlippe nach Tissucol-Injektionen. Befund bei dem jetzt 4jährigen Mädchen. Bisher keinerlei Operationen

b) Die erste Injektion von Tissucol in die Kavernen eines Hämangioms erfolgte bei einem 4-Monate alten Säugling im Jahr 1980, dessen Hämangiom der Oberlippe erosidiert war und täglich blutete (Abb. 2).

Bei rapider Hämangiomvergrößerung kam es zum Mitteldefekt der gesamten Oberlippe, das Hämangiom dehnte sich auf den Nasensteg aus und war entzündet. Da das Kind weder gestillt werden, noch die Flasche schmerzfrei trinken konnte, mußte es über eine Sonde ernährt werden.

Die wiederholte Injektion führte zum Stillstand der Blutungen, zum Rückgang der Entzündung und zum Defektverschluß im Oberlippenbereich.

Das Kind ist jetzt 5 Jahre alt und wurde noch nicht operiert. Das Hämangiom ist nicht mehr vorhanden. Später wird eine Oberlippennarbenkorrektur auszuführen sein (Abb. 3).

Histologische Ergebnisse

Abbildung 4 läßt ein weitgehend sklerosiertes und partiell thrombosiertes kavernöses Hämangiom nach wiederholter Fibrinkleber-Injektion mit ausgeprägter Fibrose oder Sklerose erkennen. Stellenweise sind noch kavernöse Gefäßlichtungen zu sehen und zentral ein fibrinoblastenreiches Granulationsgewebe als Ausdruck einer umschriebenen partiell organisierten Thrombose (keine Entzündungszeichen) nachzuweisen. Im histologischen Schnitt (Abb. 5) sieht man Reste eines weitgehend fibrosierten kapillären Hämangioms mit noch vereinzelten angiomatösen Kapillarlichtungen. Es überwiegt die ausgeprägte Fibrose. In den Bindegewebsfärbungen sind die restlichen Gefäßlichtungen nur noch mit Mühe und am Rande erkennbar (keine Entzündungszeichen).

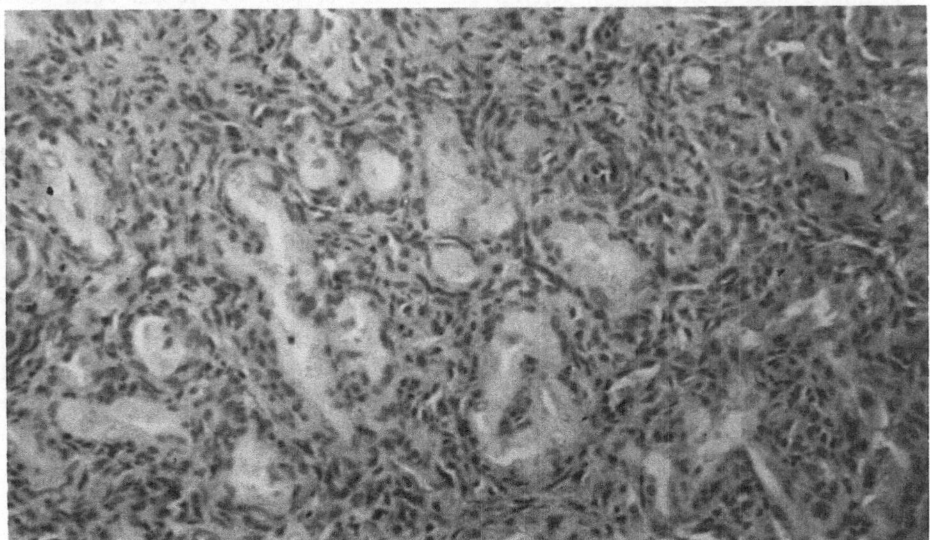

Abb. 4

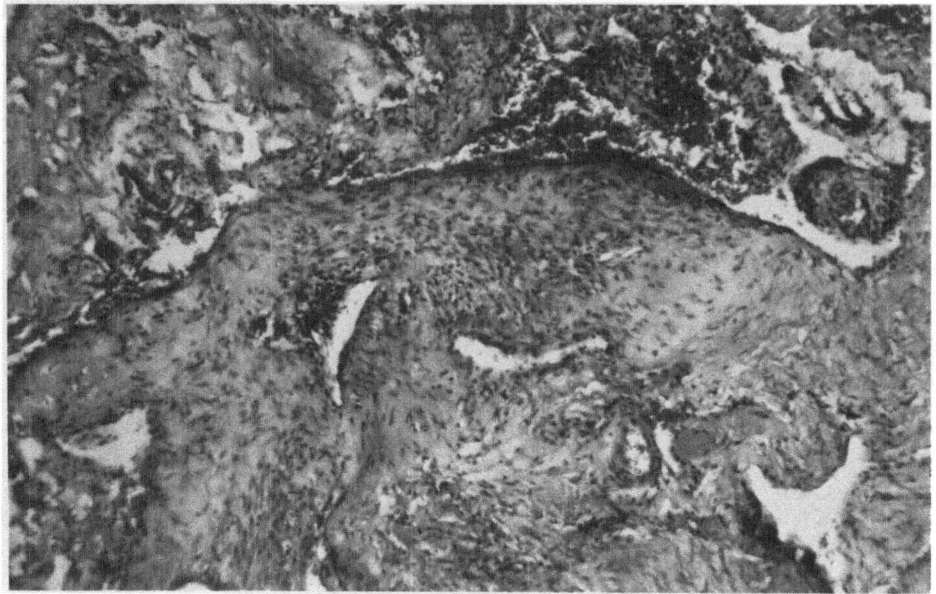

Abb. 5

Kryochirurgie

Ein weiterer Aspekt zur Hämangiombehandlung wurde bereits 1921 von Lexer und von Bergemann empfohlen: Die Behandlung mit kryochirurgischen Maßnahmen zur Gerinnung und Obliteration. Hierzu eignen sich sowohl kleine als auch durch Fibrinkleber verkleinerte Resthämangiome. Die Durchführung der Vereisung geschieht mit flüssigem Stickstoff. Dieser wird auf die Hämangiomoberfläche aufgesprüht. Die Behandlung kann in ambulanten Sitzungen in 3wöchentlichen Abständen wiederholt werden.

In der Kombination beider Behandlungsverfahren sehe ich Vorteile bei den folgenden Befunden:

1. Bei allen nicht primär durch Operation zu behandelnden Hämangiomen wird durch Eindämmung des stark wuchernden Wachstums die Beseitigung der Blutfülle durch Fibrose erreicht sowie in einigen Fällen die Operation erspart.
2. Bei Hämangiomen, die zur Exstirpation anstehen, läßt sich durch Tissucol-Injektionen die vollständige Thrombosierung erzielen, wodurch eine gute, treffsichere Isolierbarkeit und blutarme gewebeschonende Präparation zu erreichen ist. So kann eine vollständige Exstirpation mit Entfernung aller Residuen ausgeführt werden.

Diskussion

Die durch Tissucol-Injektion erreichte Thrombose führt durch Obliteration und Organisation zu einer Schrumpfung der Hämangiome.

Da die Verwendung der schnellhärtenden Phase des Fibrinklebers im Moment der Injektionen gemeinsam mit dem im Blut vorhandenen Thrombin und Fibrinogen zu einem festsitzenden Thrombus wird, ist ein Abwandern des Thrombus, die Gefahr einer Embolie, aus pathophysiologischer Sicht unwahrscheinlich. Sollte bei der Angiographie ein weitlumiger Abfluß nachgewiesen sein, so ist in solchen Fällen die vorherige Unterbindung dieser weiten Gefäße durchführbar.

Bei allen vom Autor thrombosierten Angiomen ist eine solche Maßnahme nicht erforderlich gewesen.

Zusammenfassung

Der selektiven Embolisation folgend wurde versucht, die Therapiemöglichkeiten der Hämangiombehandlung zu verbessern. Die direkte Einspritzung von Tissucol (Fibrinogen und Thrombin) in den Tumor führte, wie an mehreren Beispielen gezeigt wird, zu einer sicheren Operabilität. Die so thrombosierten Tumoren ließen sich in ihrem Wachstum einengen und fibrosieren. Besonders bei Kindern und Säuglingen konnte so ein günstiger Operationstermin abgewartet und in einigen Fällen die Operation unnötig werden. Angiographische und histologische Untersuchungen wurden durchgeführt. Andere Beispiele belegen den Stellenwert der kryochirurgischen Behandlung der Hämangiome.

Literatur

1. Bell J (1826) Principles of surgery von Charles Bell, Vol. III. „On the Aneurysma per Anastomosin" veröffentlicht von Frouriep Chirurg. Kupfertafeln, Weimar
2. Dennecke HJ, Hartert H (1954) Carotis Interna-Verletzungen mit unstillbarem Nasenbluten, geheilt durch intraarterielle Thrombin-Injektionen. Der Chirurg 25:470–472
3. Lexer E (1918) Die Chirurgie des Gesichtes, Plastische Operationen. Handbuch der praktischen Chirurgie, Bd 1. Chirurgie des Kopfes
4. Payr (1902) Über die Verwendung von Magnesium zur Behandlung von Blutgefäßerkrankungen. Deutsche Zeitschrift für Chirurgie, Bd A 503
5. Sauerbruch (1909) Die Behandlung der Angiome mit gefrorener Kohlensäure. Zentralblatt für Chirurgie, S 1
6. Walter C (1980) Persönliche Mitteilung
7. Knieriem HJ (1982) Persönliche Mitteilung

Lasertechnik und Fibrinklebung in der HNO-Heilkunde

W. Elies

Abtlg. HNO der Medizinischen Fakultät der RWTH, Pauwelsstraße, 5100 Aachen

Innerhalb der letzten 10 Jahre sind an erwähnenswerten, grundlegenden Neuerungen in der operativen HNO-Heilkunde neben der Vertiefung der Mikrochirurgie die Fibrinklebung und die Lasertechnik zu nennen. Nachfolgend möchte ich einen Überblick über beide Gebiete geben und einige Vorzugsanwendungen näher besprechen.

Laser

An Lasersystemen stehen uns heute der Argon-Laser, der Neodym-YAG-Laser und der CO_2-Laser zur Verfügung (Tabelle 1). Argon-Laser und Neodym-YAG-Laser erzeugen einen Laserstrahl, der aufgrund seiner physikalischen Eigenschaften klare Medien durchdringt und vor allem in pigmentierten Geweben zur Wirkung kommt. Die daraus ableitbaren Hauptindikationen sind die Koagulation und/oder Vaporisation pigmentierter Gebilde wie Gefäßtumore, Pigmentflecke und die Netzhaut des Auges (Tabelle 2).

Tabelle 1. Leistungsprofil verschiedener Lasertypen

Argon:	Koagulation, Vaporisation
Neodym-YAG:	Koagulation, Vaporisation
CO_2:	Schneiden (300 µ), Koagulation, Vaporisation

Tabelle 2. Ausgewählte CO_2-Laserindikationen

Nase:	(Teleangiektasien)
	Synechien
	Choanalatresie
Kehlkopf:	SB – Synechie
	SB – Polypen
	Papillomatose
Trachea:	Narbensegel
	Papillome

Neue Techniken
in der operativen Medizin
Hrsg. von M.Reifferscheid
© Springer-Verlag Berlin Heidelberg 1986

Der CO_2-Laser wird von allen Geweben absorbiert und entfaltet daher seine Wirkung an der Oberfläche. Je nach der Intensität des Laserstrahls ist ein Schneiden, Koagulieren oder Vaporisieren der Gewebe möglich. Überwiegend wird der CO_2-Laser zum Schneiden eingesetzt, wobei die Blutung des Gewebes aufgrund der thermischen Versiegelung von Kapillaren und kleinen Gefäßen relativ gering ist. Der in seinem Durchmesser zwischen 1 mm und 5 mm fokussierbare CO_2-Laserstrahl hat eine Begleitzone von 300 μ, in der thermische Schädigungen des Gewebes auftreten. Damit wird eine sehr geringe, scharf begrenzte Gewebeläsion gesetzt.

Technik

Die operative Behandlung eines Patienten mit einem CO_2-Laser ist relativ aufwendig, da eine ganze Reihe von Vorsichtsmaßnahmen ergriffen werden müssen. Die wichtigsten sollen hier aufgeführt werden. Der unsichtbare CO_2-Laserstrahl, der zur Sichtbarmachung für den Operateur durch einen roten Helium-Neonlaserstrahl markiert wird, hat u. a. Ausbreitungseigenschaften, die denen des sichtbaren Lichtes entsprechen. Er kann reflektiert werden und damit unbeabsichtigt Schäden bei den Mitarbeitern setzen. Aus diesem Grunde müssen präoperativ Metall- und sonstige Spiegelflächen im Operationssaal kontrolliert und verdeckt werden. Die Mitarbeiter müssen Schutzbrillen tragen, der Patient muß mit Ausnahme des Operationsgebietes im Kopfbereich mit feuchten Tüchern abgedeckt werden. Da die Mehrzahl der Laserbehandlungen in Intubationsnarkose durchgeführt wird, muß der Tubus besonders gesichert werden. Die bewährteste Methode ist die Umwicklung des Tubus mit reflektierender Aluminiumfolie und die Füllung des Cuffs mit gefärbter Kochsalzlösung. Unterhalb der Arbeitsebene muß eine Abdeckung der Gewebe mit feuchter Watte oder feuchten Kompressen erfolgen.
Da der CO_2-Laserstrahl schneidet, sind im Prinzip mit ihm alle chirurgischen Eingriffe unseres Fachgebietes durchführbar. Zu Beginn der Laserära ist dies auch geschehen. Im Laufe der Folgejahre haben sich aus Zeit- und Kostengründen die Indikationen jedoch verringert. Im HNO-Fachgebiet hat der Laser heute sein Hauptanwendungsgebiet bei Eingriffen, die eine blutarme Schnittführung mit möglichst geringer postoperativer Narbenbildung erfordern.

Indikationen für die Laseranwendung

Die Hauptindikationen des CO_2-Lasers im HNO-Fachgebiet sind nach unserer Erfahrung unter Berücksichtigung der Literatur für die Laseranwendung folgende: An der Nase die Schleimhautsynechien zwischen dem Nasenseptum und den Muscheln, die Choanalatresie und ggf. die Teleangiektasien.
Im Mundrachenraum sehen wir jedoch keine wesentlichen Vorteile gegenüber der klassisch-chirurgischen Technik.
Echte Indikationen bestehen für den CO_2-Laser im Bereich der Kehlkopfes, wobei die blutarme Schnittführung besonders bei Veränderungen der Stimmbänder von Vorteil ist. Hier kann er für die Abtragung von Stimmbandpolypen, Stimmbandpapillomen und besonders bei narbigen Segelbildungen – Synechien – zwischen den Stimmbändern eingesetzt werden.

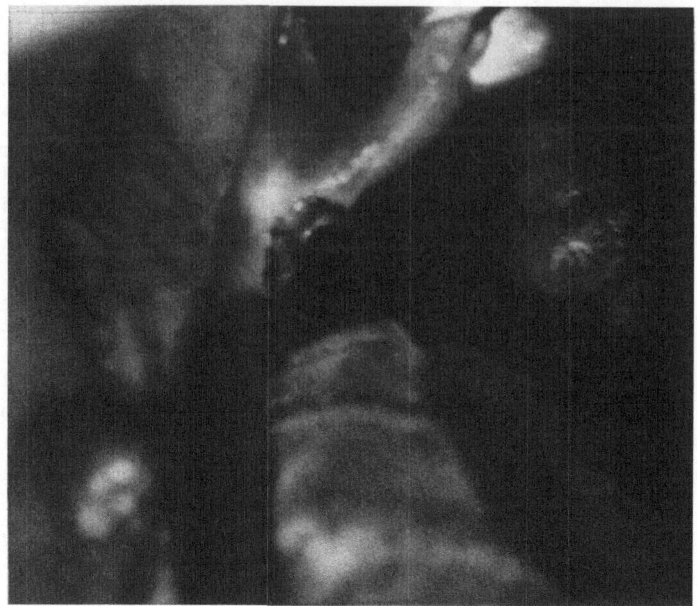

Abb. 1. Kehlkopfpapillom, Zustand nach Behandlung mit dem CO.Laser

Für den Bereich der Trachea gelten dieselben Gesichtspunkte, wobei auch hier Papillome, narbige Strukturen und Synechien die Indikation darstellen (Abb. 1).

Fibrinkleber

Ähnlich der Lasertechnik wird auch der Fibrinkleber seit ca. 10 Jahren in der operativen Medizin und damit in der HNO-Heilkunde eingesetzt. Im Prinzip lassen sich 4 Wirkprinzipien definieren:
Die breitflächige Fixierung von Gewebe auf der Unterlage wie beispielsweise die Adaptation von großen Hautlappen. Der wasser- und luftdichte Verschluß einer chirurgischen Naht wie beispielsweise in der Trachea- und Ösophaguschirurgie. Weiterhin die sichere Adaptation und Fixation von Gewebeteilen in anatomischen Bereichen, wo das Setzen einer Naht technisch schwierig oder unmöglich ist. Ein typisches Beispiel hierfür ist die fronto-basale Liquorfistel.
Hinzu kommt noch die Möglichkeit der Blutstillung mit Fibrinkleber, wo bei Gerinnungsstörungen und einer diffus blutenden, meist breitflächigen Wunde Fibrinkleber aufgebracht wird. Beispiele hierfür sind die Tonsillektomie, die Adenotomie oder diffus blutende Grenzbereiche nach Resektion von Schädelbasistumoren. Erwähnt werden muß ferner der Verschluß der A. carotis distal eines absprengbaren Ballons mit Gewebekleber nach zuvor durchgeführten passagerem Verschluß der Arterie unter quantifizierter EEG-Kontrolle.

Tabelle 3. Indikationen zur Anwendung der Fibrinklebung in der HNO-Heilkunde

Hals:	Trachealäsionen, Ösophagusläsionen, Hautlappen
Mund:	Schleimhautlappen, Tonsillenbetten bei Blutungsneigung
Nase:	Septumplastik
Ohr:	Tympanoplastik: Ossikel, Transplantat
	(in ausgewählten Fällen kleine Mengen wegen Fibrosierungsneigung)
Rhinobasis:	Duraklebung, Liquorfistel, Hypophysektomie

Indikationen für die Fibrinkleberanwendung

Tabelle 3 gibt die wichtigsten Indikationen zur Anwendung des Fibrinklebers im
HNO-Fachgebiet wider. Am Hals stehen heute die Indikationen bei der Absicherung
von Trachealnähten bei der End-zu-End-Anastomose sowie der Klebung großer
Lappenplastiken im Vordergrund. Auch bei Ösophagusnähten ist die wasserdichte
Abklebung erforderlich. Im Mund beschränkt sich die Anwendung des Fibrinklebers
auf die breitflächige Fixierung von Schleimhauttransplantaten sowie die Blutstillung
in den Tonsillenbetten mit fibrinklebergetränktem Kollagenvlies.

In der Nase wird Fibrinkleber zur Stillung von Nasenbluten bei Gerinnungsdefekten
sowie in der Septumchirurgie verwendet. So besteht bei Nasenseptumplastiken mit
Hilfe von Fibrinkleber die Möglichkeit des Aufbaus von Septumfragmenten. Zusätzlich lassen sich die Perichondriumblätter zwecks Vermeidung von Septumhämato-
men oder einer Dislokation bei Schleimhautrissen fixieren.

Eines seiner Hauptanwendungsgebiete in der Nasennebenhöhlenchirurgie hat der
Fibrinkleber bei Eingriffen, die die vordere Schädelbasis sowie die Sella turcica
betreffen, erschlossen. Es sind dies zentrale Mittelgesichtsfrakturen mit Schädelba-
sisläsionen und Liquorfisteln, Tumore des Siebbeinzellsystems, die die vordere
Schädelbasis erreichen oder überschreiten, sowie Hypophysentumore. Die Verwendung des schnellhärtenden Fibrinklebers ist hier zum luft- und wasserdichten
Abschluß des Endokraniums zwingend erforderlich, da die Anbringung chirurgischer
Nähte nicht möglich ist. Eine Alternative durch andere, gleichwertige Techniken
besteht nicht.

Bei zentralen Mittelgesichtsverletzungen kommen neben Weichteilverletzungen
Frakturen von knöcherner Nase, Stirnhöhlenvorder- und -hinterwand, Orbita und
Orbitaboden, Siebbeinzellen, Keilbeinhöhle und Rhinobasis vor, wobei Dura, A.
carotis sowie Canalis und Nervus opticus mitverletzt sein können. Das Ziel der
operativen Versorgung ist neben dem Aufbau der zerstörten knöchernen Infrastruk-
tur die breite Nasennebenhöhlendrainage und nicht zuletzt die exakte kosmetische
Weichteilversorgung.

Die Häufigkeit von Schädel-Hirn-Verletzungen in Deutschland beträgt, der Literatur
zufolge, zwischen 150000 und 200000 pro Jahr, wobei der Anteil der Rhino-
basisläsionen zwischen 5000 und 10000 liegt.

Moderne diagnostische und operative Hilfsmittel wie die kraniale Computertomogra-
phie, das Operationsmikroskop, scharfe und Diamantbohrer, neue Möglichkeiten
der Osteosynthese mit Platte oder Draht sowie Bioimplantate wie Keramiken und
Fibrinkleber haben die Resultate der chirurgischen Versorgung deutlich verbessert.
Wir haben innerhalb der Jahre 1977 bis 1983 158 posttraumatische fronto-basale

Verletzungen operativ versorgt, wobei die Zahl von 53 Patienten beachtenswert ist, die zwischen der 4. Woche und dem 29. Jahr nach dem Trauma versorgt wurden. Es bestanden hier Mucocelen der Nebenhöhlen bei gestörtem Abfluß, fronto-basale Encephalocelen und Spätmeningitiden bei posttraumatisch nicht vorhandener oder sehr kurzer Rhinoliquorrhoe. Als Zugang wurde in jedem Falle der Stirn-Mittelgesichts-Übergang in Form eines Killian- oder Siebenmannschnittes gewählt. Die kosmetischen Resultate sind so befriedigend, daß die Unterberger Schnittführung in der Stirn-Haar-Linie, kaum vonnöten ist.

Bei insgesamt 158 operativen Eingriffen wurden in 62 Fällen im Mittelgesicht Drahtosteosynthesen durchgeführt. 110 Fälle einer fronto-basalen Liquorfistel wurden in klassischer Technik versorgt. Dabei kam es nur in einem Fall zu einem Rezidiv. Interessant ist die Tatsache, daß nach Frontobasisfraktur bei 110 intraoperativ nachgewiesenen Durarissen und 35 Fällen von freiligender Dura lediglich bei 67 Patienten die Liquorfistel und/oder die Meningitis klinisch auf die frontobasale Duraläsion hinwies. Die Versorgung der Fistel erfolgt in typischer Weise mit Einschieben eines Lyodura- oder Faszienläppchens zwischen den knöchernen Boden der vorderen Schädelgrube und die Dura zur Abdichtung des Risses, daran schließt sich die Sicherung mit Fibrinkleber an. Sicherheitshalber sollte, um eine entsprechend starke fibrotische Narbe zu induzieren, an das Siebbeindach ein Muskelläppchen mit Fibrinkleber adaptiert werden. Vor Verfügbarkeit des Humanfibrinklebers wurde schnellpolymerisierender Kunststoffkleber eingesetzt. Dieser führt nach unseren Erfahrungen in den Nebenhöhlen in Form entzündlicher Granulationen zur Ausbildung ausgeprägter Fremdkörperreaktionen. Histologisch erkennt man das an der mehrere Jahre nach der Gewebsfixation mit Histoacryl auftretenden lymphozytären Infiltration, an Fremdkörperriesenzellen und der überschießenden Bindegewebsneubildung.

Zur Rekonstruktion der vorderen Schädelbasis kann bei größeren Knochendefekten neben der Spanverriegelungsplastik mit Knochenspänen alternativ heute Keramik verwendet werden. Der wasserdichte Abschluß des meist auf die begleitende Duraverletzung aufgebrachten Faszien- oder Lyoduraimplantates muß mit Humangewebekleber erfolgen.

Eine schwere zentrale Mittelgesichtsverletzung mit Zertrümmerung der Stirnhöhlenvorderwand, der knöchernen Nase sowie Absprengung zentraler Teile der vorderen Schädelbasis wird schichtweise mit Muskelfaszienpatch, heterologem Knochenspan und Fibrinkleber aufgebaut. Die Rekonstruktion des knöchernen Mittelgesichtes erfolgte mit Hilfe von Drahtosteosynthesen. Diese ergaben im Seitenbild eine befriedigende Profillinie.

Abschließend ist auf die bei Einblutung oder Knochensplittereinspießung bestehende Möglichkeit der Dekompression des N. opticus hinzuweisen. Die laterale obere Begrenzung der Keilbeinhöhle und damit des normalen Operationsgebietes wird durch die mediale Wand des N. opticus gebildet. Unter mikrochirurgischen Bedingungen kann diese Wand mit Hilfe des Diamantbohrers entfernt und damit der N. opticus in seiner gesamten Länge dargestellt werden. Bei 15 Opticusdekompressionen dieser Art kam es in 8 Fällen zur Normalisierung oder Besserung des Visus. Die Erfolge sind bei Mittelgesichtstraumen besser als bei isolierten Orbitaaffektionen.

Literatur beim Verfasser

Verbessert Human-Fibrinkleber die Ergebnisse der Tympanoplastik?

P. Strauss

Abtlg. HNO, Luisenhospital, Boxgraben 99, 5100 Aachen

Wir haben uns gefragt, ob Fibrinkleber die Erfolgsrate beim operativen Wiederaufbau des entzündlich zerstörten Mittelohres verbessert.

Bei Mittelohroperationen kommt es einmal darauf an, die Trommelfellperforation in einem möglichst hohen Prozentsatz zu verschließen, zum anderen, die zerstörte Hörknöchelchenkette durch das Einfügen von Teilen zwischen Trommelfellebene und Innenohr wieder aufzubauen. Wenn wir beurteilen wollen, ob Fibrinkleber unsere Operationsresultate verbessert, müssen wir also prüfen, ob der Prozentsatz von Rezidiv-Trommelfellperforation nach Ohroperationen durch Kleben vermindert wird und ob die nach der Operation bestehende Restschalleitungsschwerhörigkeit durch Fibrinkleber geringer wird.

Anhand von eigenen Tierexperimenten möchten wir noch einmal auf einen wichtigen Punkt hinweisen (Abb. 1):

Der Fibrinkleber wird etwa innerhalb von 20 Tagen durch Granulationsgewebe abgeräumt und durch junges Narbengewebe ersetzt. Die Verbindung des eingeklebten Teiles mit dem Empfänger erfolgt also *später* als ohne Fibrinkleber. Dies ist jedoch im Mittelohr kein Nachteil, da hier keine wesentlichen mechanischen Belastungen auftreten. Andererseits gelingt die Positionierung von implantierten Teilen – hier im Beispiel die implantierte Kuppelraumwand – beim Fibrinkleber exakter.

Zurück zu unseren Ergebnissen beim Patienten: Ab einem Stichtag haben wir *alle* Ohroperationen unter Anwendung von Fibrinkleber durchgeführt. Wir haben dann die Ergebnisse vor Anwendung des Klebers mit denen nach Anwendung des Klebers

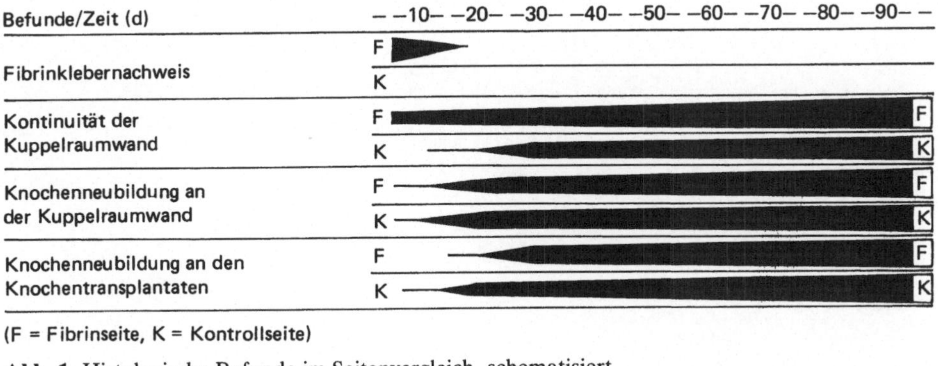

Befunde/Zeit (d)	– –10– –20– –30– –40– –50– –60– –70– –80– –90– –
Fibrinklebernachweis	F / K
Kontinuität der Kuppelraumwand	F … F / K … K
Knochenneubildung an der Kuppelraumwand	F … F / K … K
Knochenneubildung an den Knochentransplantaten	F … F / K … K

(F = Fibrinseite, K = Kontrollseite)

Abb. 1. Histologische Befunde im Seitenvergleich, schematisiert

Neue Techniken
in der operativen Medizin
Hrsg. von M. Reifferscheid
© Springer-Verlag Berlin Heidelberg 1986

Tabelle 1. Rate der Rezidivperforationen, alle Tympanoplastiken, Chi^2-Test

	Mit Fibrinkleber	Ohne Fibrinkleber	
Keine Rezidivperforation	131	787	918
Rezidivperforation	8	125	133
	= 6,1%	= 13,7%	
	139	912	1051

Chi^2 = 6,9; p = 0,01

verglichen. Die Rate der Rezidiv-Perforationen ließ sich durch den Kleber statistisch gesichert von 13,7% auf 6,1% senken (Tabelle 1).

Das *Hörvermögen* nach der Operation ließ sich durch die Anwendung von Fibrinkleber beim Wiederaufbau der Hörknöchelchenkette nicht verbessern. Ohren mit geklebten Hörknöchelchen unterschieden sich im Hörvermögen nicht von Ohren, bei denen die Hörknöchelchen nur aufeinandergestellt waren. Das mag daran liegen, daß sich bei der von uns angewendeten Operationstechnik die Hörknöchelchen sehr sicher aufeinanderstellen lassen. Mißerfolge mit schlechterem Hörvermögen nach der Operation liegen auch selten an umgefallenen Hörknöchelchen, wie man bei Nachoperationen sieht, viel häufiger sind Belüftungsstörungen der Ohrtrompete, die sich natürlich nicht durch den Kleber beeinflussen lassen.

Zusammenfassend stellen wir fest: Wenn Fibrinkleber sehr sparsam angewendet wird, um eine überschießende Granulationsbildung und Narbenbildung zu vermeiden, ist der Kleber bei der Ohroperation ein nützlicher Helfer. Die Rate der Trommelfell-Rezidiv-Perforationen ließ sich statistisch abgesichert durch den Klebevorgang vermindern. Wir möchten den Kleber nicht mehr missen.

Literatur beim Verfasser

Neue Techniken in der Neurochirurgie, Fibrinklebung und Endoskopie

F. Oppel

Neurochirurgische Klinik, Klinikum Steglitz der Freien Universität, Hindenburgdamm 30, 1000 Berlin 45

Einleitung

Gestützt auf experimentelle Arbeiten von Matras et al. 1972 [8], berichteten Kuderna u. Matras [7] erstmals über die klinische Anwendung des Fibrinklebers in der Chirurgie der peripheren Nerven. Die Technik der Fibrinklebung findet heute breiteste Anwendung und hat auch in der Neurochirurgie zu einer Reihe von Verbesserungen und Vereinfachungen geführt. Als neurochirurgische Hauptanwendungsgebiete sind neben der spannungsfreien Klebung von Nervenanastomosen der Duraverschluß an Konvexität, Schädelbasis und Spinalkanal, die Abdichtung von Mikrogefäßnähten und die Abdeckung von nicht klippbaren Aneurysmen zu nennen [4, 14, 15]. Über die Technik einiger dieser Anwendungen wird im Folgenden berichtet.

Duraverschluß

Konvexität

Bei sehr dünner, zerreißlicher und dem Schädelknochen adhärenter Dura – Verhältnisse, die häufig bei älteren Patienten anzutreffen sind – kann es bei der Trepanation zu Duraverletzungen am Trepanationsrand kommen, die durch Naht nicht vollständig wieder verschlossen werden können. Hier hat sich die Anwendung des Fibrinklebers als sehr hilfreich erwiesen. Durch Anlegen kleiner Bohrlöcher in kurzem Abstand, wird die Dura durch Naht an den Knochenrand herangezogen. Die Zwischenräume zwischen den Nähten werden verklebt, wobei zusätzlich Fibrinschwamm oder auch Muskel mit verklebt werden kann. Nach dem Wiedereinsetzen des Knochendeckels kommt es zur vollständigen Verklebung der Trepanationsränder und somit zur Liquordichtigkeit.
Schwierigkeiten beim Duraverschluß treten nicht selten auch nach Eingriffen in der hinteren Schädelgrube auf. Die Dura ist hier häufig äußerst zart und kann schlecht mobilisiert werden, so daß ein liquordichter Verschluß nicht gelingt. Durch Aufträufeln von Fibrinkleber auf die Naht, eventuell in Verbindung mit Fibrinschwamm, Muskel oder lyophilisierter Dura, kann ein dichter Duraverschluß recht zuverlässig durchgeführt werden. Probleme mit dem Verschluß der Dura ergaben sich bei den ersten Anwendungen einer neuen Operationsmethode, der *Endoskopie des Kleinhirnbrückenwinkels* [9, 10, 11, 12]. Bei diesem Verfahren wird die Dura im Bereich des sog. Trautmannschen Dreiecks, zwischen dem Sinus sigmoideus, dem Sinus petrosus superior und dem hinteren vertikalen Bogengang über eine klein gehaltene Mastoidektomie freigelegt (Abb. 1 a–d).

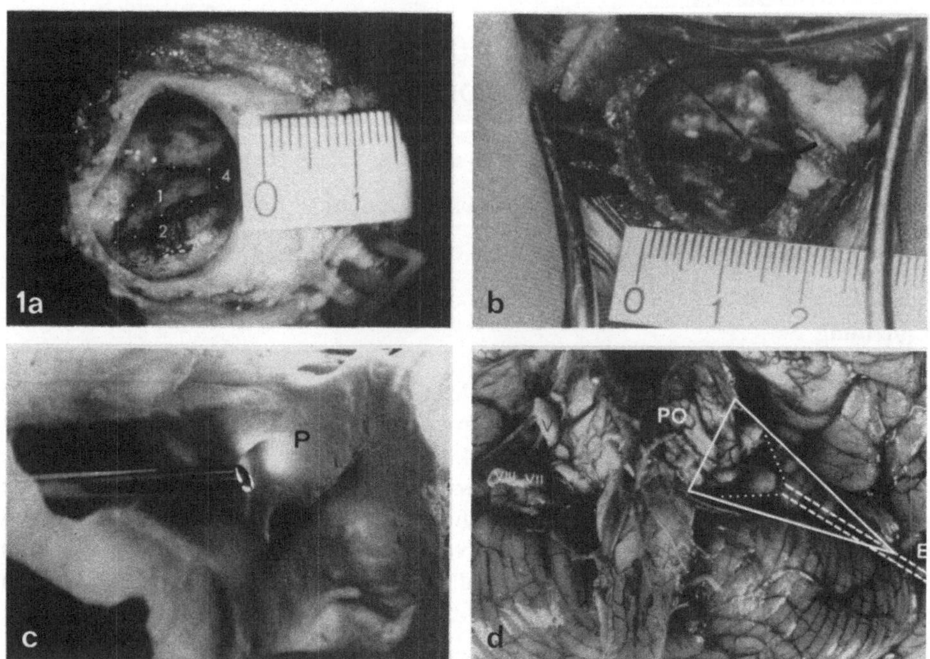

Abb. 1a–d. a Über eine klein gehaltene Mastoidektomie freigelegte Dura (mit Punkten umrandete Fläche) im Bereich des Trautmannschen Dreiecks (1), zwischen Sinus sigmoideus (2), hinterem vertikalem Bogengang (3) und Sinus petrosus superior (4); **b** Winkelförmige Duraeröffnung (Pfeil). Die eröffnete Dura wird durch einen Faden gehalten; **c** Darstellung des Prinzips der Endoskopie des Kleinhirnbrückenwinkels: das Endoskop wird entlang der Felsenbeinrückfläche (P) eingeführt, der Lichtkegel einer 30°-Winkeloptik fällt auf den inneren Gehörgang; **d** Aufsicht auf den Kleinhirnbrückenwinkel von basal am anatomischen Präparat und Darstellung des endoskopisch explorierbaren Raumes. E: Endoskop, PO: Pons, V: N. trigeminus, VII: N. facialis, VIII: N. statoacusticus

Die Durafläche beträgt durchschnittlich nur etwa $8 \times 8 \times 12$ mm und wird über eine winkelförmige Inzision eröffnet (Abb. 1). Unter der Sicht eines Endoskopes mit verschiedenen Winkeloptiken (0-, 30-, 70-Grad) wird der Kleinhirnbrückenwinkel über diesen Zugang exploriert (Abb. 1 a–d). Der kleine und schonende Eingriff dient der Durchführung von Neurotomien bei Neuralgie des N. trigeminus oder des N. glossopharyngeus, bei therapieresistenten Karzinom-Schmerzen des Gesichtes (sensible Trigeminuswurzel, N. glossopharyngeus, kraniale Anteile des N. vagus), bei M. Mènière (N. vestibularis) und bei Tinnitus und Taubheit (N. cochlearis) [10, 11, 12, 13]. Durch die engen Verhältnisse und fehlenden Mobilisationsmöglichkeiten der Dura im Trautmannschen Dreieck, ist ein sicherer Verschluß der Dura durch Naht nicht möglich. Dies führte anfangs zur Rhinoliquorrhoen via Mittelohr und Tube. Durch die Anwendung der Fibrinklebung, zusammen mit Faszie oder lyophilisierter Dura und zusätzlichem Auflegen eines gestielten Temporalmuskellappens (Abb. 2a u. b), traten keine Komplikationen durch mangelnden Duraverschluß mehr auf. In ungünstigen Fällen, d.h. wenn auch eine Teilnaht der Dura nicht durchgeführt

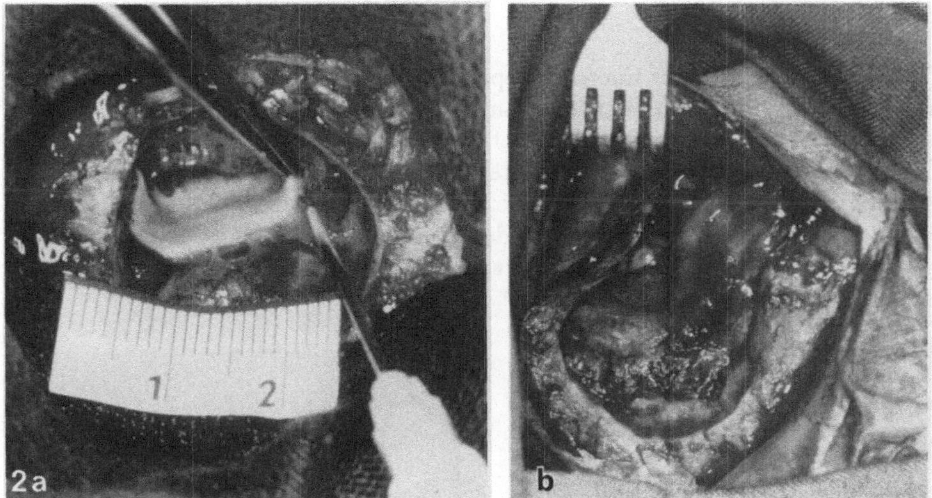

Abb. 2a u. b. a Duraverschluß im Trautmannschen Dreieck durch Einkleben von lyophilisierter Dura mit Fibrinkleber; **b** Zusätzliches Auflegen eines gestielten Temporalmuskellappens

werden kann, hat sich die ergänzende Verwendung eines Verbundes aus Kleber und bei der Mastoidektomie anfallendem Knochenmehl und ggf. auch von abdominellem Fett zur Abdichtung bewährt.

Schädelbasis

Rhinoliquorrhoen nach frontobasalen Schädelfrakturen bedürfen wegen der offenen Verbindung zwischen Liquorraum und Nasennebenhöhlen oder des Siebbeins und der damit verbundenen Infektionsgefahr (Meningitis, Enzephalitis, Hirnabszeß) in jedem Fall der operativen Therapie. Eine große Anzahl verschiedener Operationsmethoden mit dem Ziel, den traumatisch entstandenen Duradefekt zu verschließen, wurde auch unter Verwendung von Fibrinkleber von neurochirurgischer [4, 15] und von rhinochirurgischer [1, 3] Seite beschrieben. Der Duradefekt kann sehr klein sein, in der Olfaktoriusrinne oder weit dorsal oder lateral liegen, so daß zur sicheren Deckung eine gute Übersicht über die gesamte Frontobasis bis hin zu den Processus clinoidei anteriores chirurgisch gewährleistet sein sollte. Nur die intradurale ein- oder beidseitige Abdeckung über einen Steigbügelschnitt und frontobasaler Trepanation mit einem vom Hautlappen präparierten Galeaperiostlappen [2] kann diese Sicherheit bieten und wird von uns ausschließlich angewendet. Der Galeaperiostlappen wird unter Anheben des Frontalhirns über die gesamte Frontbasis bis weit dorsal gezogen und muß fixiert werden. Die Nahtfixierung unter schwierigen Bedingungen wurde durch die Verwendung von Fibrinkleber ersetzt und dadurch wesentlich vereinfacht.

Spinalkanal

Intradural extramedullär wachsende spinale Tumoren wie die Meningeome können sich über die Spinalwurzeltaschen auch nach extradural ausbreiten. Es kommt einerseits zur Kompression der Wurzel im Bereich ihres Durchtritts durch die Dura (Abb. 3a) und andererseits zur Erweiterung der Wurzeltasche. Trotz mikrochirurgischer Tumorexstirpation gelingt es nicht, die Arachnoidea im Bereich der Wurzeltasche zu erhalten und es bleibt nach der Entfernung des Tumors eine Duraöffnung durch die Liquor austreten kann. Das gleiche Problem tritt auf, wenn sich der

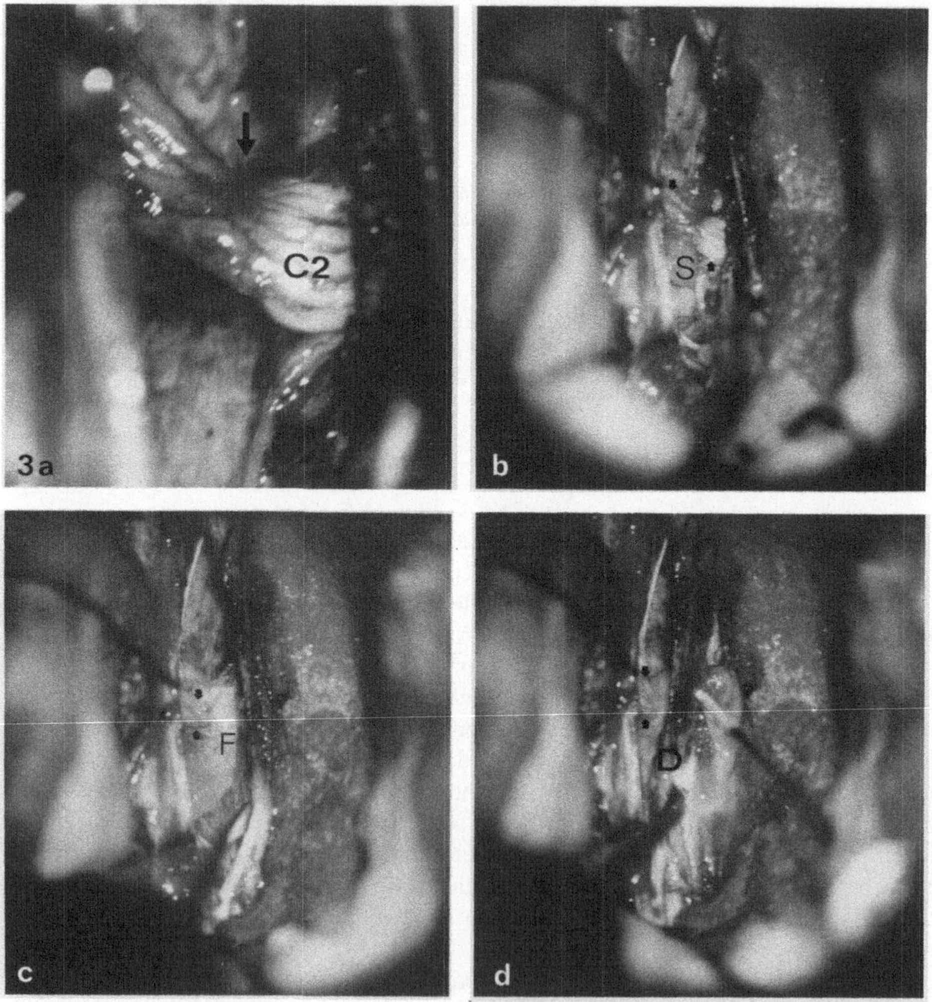

Abb. 3a–d. a Spinalwurzel (C2 rechts) im intraduralen Verlauf nach Exstirpation eines Meningeoms. Die Turmorbedingte Wurzelkompression ist deutlich sichtbar (Pfeil); **b** Unterlegen von Schwamm (S) unter die Wurzel (Pfeile); **c** Intradurale Fibrinklebung (F). Die Pfeile zeigen den Wurzelverlauf; **d** Extradurale Klebung. Die Dura (D) ist nach medial gezogen. Pfeile: Wurzel

Tumoransatz bis zu einer Wurzeltasche ausdehnt, so daß die Dura in diesem Bereich entfernt oder stark koaguliert werden muß. Eine bündige und liquordichte Abdeckung der Duraöffnung um die austretende Wurzel gelingt, abgesehen von den technischen Schwierigkeiten, mit Duraersatzmaterial nicht. Hier hat sich der Einsatz von Fibrinkleber bewährt. Wie die Abb. 3b–d zeigen, wird zunächst Fibrinschwamm unter die Wurzel und von extradural gegen die Öffnung gelegt. Es folgt die Abdichtung mit Fibrinkleber erst von intradural und danach von extradural [3].

Mikrogefäßnähte

Nach der erfolgreichen Klebung von Nervenanastomosen lag die Anwendung von Fibrinkleber bei den Mikrogefäßanastomosen nahe [5]. In der Neurochirurgie betrifft dies in erster Linie die extra-intrakranielle Anastomose zur Verbesserung der Hirndurchblutung bei Verschluß oder Stenose des Carotis interna/A. cerebri madia-Kreislaufs. Es handelt sich hierbei um eine End-zu-Seit-Anastomose zwischen A. temporalis superficialis und einem kortikalen Ast der A. cerebri media (Abb. 4a). Eine ausschließliche Klebung dieser beiden nur ca. 1 mm kaliberstarken Arterien ist natürlich nicht möglich. Der Abstand der einzelnen Anastomosennähte kann jedoch bei Anwendung des Fibrinklebers vergrößert werden (Abb. 4b). Mit der Verminderung der Anzahl der Nähte ist eine geringe Traumatisierung verbunden und es kann Operationszeit eingespart werden. Im Durchschnitt werden pro Anastomose 4 Nähte weniger benötigt. Nach unseren Erfahrungen ist die sehr feine Klebung zwischen den Gefäßwänden [5] nicht erforderlich. Es reicht die globale Abdeckung der Anastomosennaht. Allerdings muß die Durchgängigkeit des kortikalen Gefäßes geprüft werden (Abb. 4).

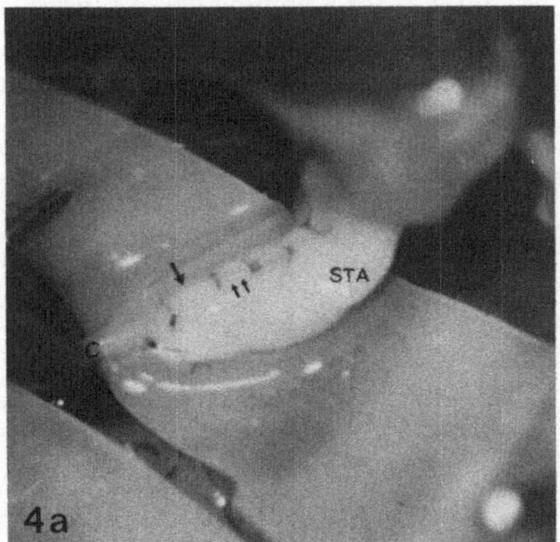

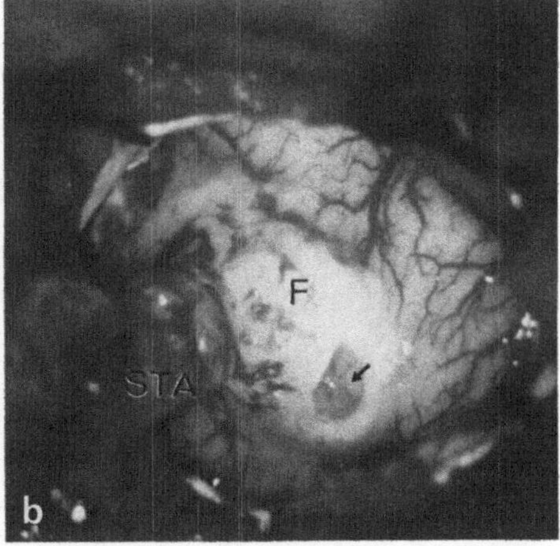

Abb. 4a u. b. End-Seit-Anastomose zwischen A. temporalis superficialis (STA) und einem kortikalen Ast der A. cerebri media (C). **a** Darstellung der Nahtabstände mit (Pfeil) und ohne (Doppelpfeil) zusätzlich Fibrinklebung; **b** Nach Auftragen des Klebers (F) muß die Durchgängigkeit des kortikalen Astes geprüft werden (Pfeil)

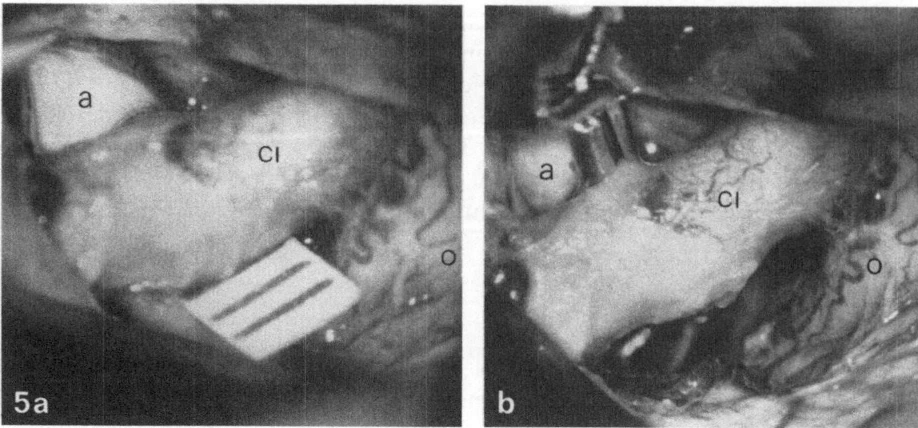

Abb. 5a u. b. Aneurysma (a) der A. carotis interna (CI) links vor (a) und nach (b) der Klippung. O: N. opticus

Aneurysmen

Intrakranielle Aneurysmen werden üblicherweise unter Sicht des Operationsmikroskops freipräpariert und durch Setzen eines Clips über den Aneurysmahals verschlossen (Abb. 5a u. b). In einigen Fällen ist jedoch eine Klippung nicht möglich, vor allem, wenn es sich mehr um eine breite Gefäßaussackung handelt (Abb. 6a u. b). Derartige Veränderungen treten überwiegend bei stark degenerativ bedingten Gefäßwandunregelmäßigkeiten (Hypertoniker) auf. Ein weiterer Grund für eine fehlende Klippbarkeit kann eine ungünstige Lage des Aneurysmas sein, z. B. bei Aneurysmen der A. carotis interna, die weit basal und nach infraklionidal reichen. Im in der Abb. 6 gezeigten Fall liegen beide genannten einer Klippung des Aneurysmas entgegensprechende Gründe vor. Um eine erneute Rupturierung des Aneurysmas zu verhindern, bleibt in solchen Fällen nur die Abdeckung des Aneurysmas mit Muskel

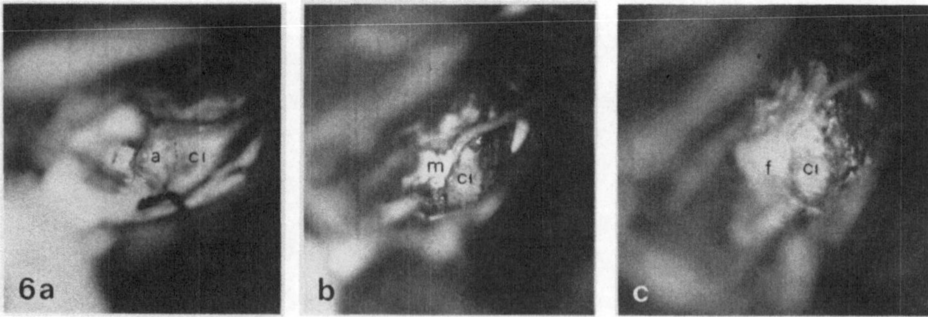

Abb. 6a–c. a Nicht klippbares Aneurysma (a) der A. carotis interna (CI) links. Das Aneurysma entspringt breitbasig (Punkte) der A. carotis im Sinne einer Gefäßaussackung und reicht bis weit basal und infraklionidal; **b** Abdecken des Aneurysmas mit Muskel (m); **c** Zusätzliche Verklebung mit Fibrinkleber (f)

(Abb. 6b), wobei der gesamte Aneurysmasack umlegt werden muß. Das zusätzliche Verkleben des Muskelstückes mit Fibrinkleber erscheint sinnvoll und kann den Aufbau einer Aneurysmawandverstärkung fördern (Abb. 6c).

Diskussion

Mit Ausnahme der Fibrinklebung peripherer Nerven, zu der ausreichend Literatur vorliegt (zusammengefaßt bei [6]), sollen die beschriebenen Beispiele einen Überblick über die Hauptanwendungsgebiete des Fibrinklebers in der Neurochirurgie geben. Bei den genannten Indikationen hat sich die Verwendung des Klebers als zuverlässig, zeitsparend und in der Handhabung einfach gezeigt. Vor allem beim Duraverschluß an Konvexität und Spinalkanal sind durch die Fibrinklebung einige Probleme beseitigt. An der Schädelbasis vereinfacht der Kleber das chirurgische Vorgehen, die Zuverlässigkeit der Duraabdichtung erscheint jedoch durch die Wahl der Operationsmethode bestimmt. Der entscheidende Vorteil bei der Klebung der Mikrogefäßanastomosen liegt in der Zeitersparnis, wodurch die passagere Klippung der zur Anastomose verwendeten Gefäße deutlich früher aufgehoben werden kann. Die Fibrinklebung zur Wandverstärkung nicht klippbarer Aneurysmen kann derzeit nicht beurteilt werden, da diese Fälle 1. selten sind und 2. eine Nachbeobachtung schwierig ist. Die Anwendung des Klebers mag zwar die Wandverstärkung des Aneurysmas verbessern und eine erneute Ruptur verhindern helfen, nicht jedoch ein Wachstum des Aneurysmas bis hin zum raumfordernden Riesenaneurysma. Dies ist allerdings weniger ein Problem des Klebers, sondern vielmehr die Folge der nicht durchgeführten Klippung. Eine Reihe von Anwendungen wurden hier nicht aufgeführt, vielfach ergeben sich diese spontan intraoperativ. Die Erfahrungen haben gezeigt, daß durch die Fibrinklebung einige operative Techniken verbessert werden konnten.

Literatur

1. Bönninghaus HG (1981) Verwendung des Human-Fibrinklebers bei der rhinochirurgischen Duraplastik. Kassenarzt 21:2628–2635
2. Dietz H (1970) Die fronto-basale Schädel-Hirnverletzung. Springer, Berlin Heidelberg New York
3. Draf W (1980) Erfahrungen mit der Technik der Fibrinklebung in der Hals-Nasen-Ohren-Chirurgie. Laryng Rhinol Otol 59:99–107
4. Kletter G, Horaczek A (1982) Die Anwendung des Fibrinklebers in der Neurotraumatologie. In: Fibrinkleber in Orthopädie und Traumatologie. 4. Heidelberger Orthopädie Symposium. Thieme, Stuttgart New York, S 247–253
5. Kletter G, Stula D, Horaczek A (1982) The use of fibrin sealant in neurosurgery. In: Skioldborg H (ed) Areas of application, problems and perspectives in current surgery. Scanticon Aarhus, pp 83–89
6. Kuderna H (1985) Die Fibrinklebung peripherer Nerven. In: Buck-Gramcko D, Nigst H (Hrsg) Nervenwiederherstellung nach traumatischen Läsionen. Hippokrates, Stuttgart, S 78–94
7. Kuderna H, Matras H (1975) Die klinische Anwendung der Klebung von Nervenanastomosen mit Gerinnungssubstanzen bei der Rekonstruktion verletzter peripherer Nerven. Wien Klin Wschr 87:495–498

8. Matras H, Dinges H, Lassmann H, Mamoli B (1972): Zur nahtlosen intrafaszikulären Nerven-transplantation im Tierexperiment. Wien Klin Wschr 122:517–521
9. Oppel F, Zeytountchian Ch, Mulch G, Kunft HD (1978) Endoscopy of the cerebellopontine angle: Its diagnostic and therapeutic possibilities. In: Frowein RA, Wilcke O, Karimi-Nejad A, Brock M, Klinger M (eds) Advances in neurosurgery, Vol 5. Springer, Berlin Heidelberg New York, pp 269–275
10. Oppel F, Mulch G (1979) Selective trigeminal root section via an endoscopic transpyramidal retrolabyrinthine approach. Acta Neurochir, Suppl 28:565–571
11. Oppel F, Mulch G, Brock M, Zühlke D (1981) Indications and operative technique for endoscopy of the cerebellopontine angle. In: Samii M, Jannetta PJ (eds) Cranial nerves. Springer, Berlin Heidelberg New York, pp 429–437
12. Oppel F, Mulch G, Brock M (1981) Endoscopic section of the sensory trigeminal root, the glossopharyngeal nerve and the cranial part of the vagus for intractable facial pain caused by upper jaw carcinoma. Surg Neurol 16:92–95
13. Oppel F, Handrock M (1984) Endoscopic section of the vestibular nerve by transpyramidal retrolabyrinthine approach in Mènière's disease. Adv Oto-Rhinolaryngol 34:234–241
14. Waldbaur H, Scheele B, Scheele J (1980) Erfahrungen mit dem Fibrinkleber bei der operativen Versorgung frontobasaler Liquorfisteln. In: Wieck HH (Hrsg) Neurotraumatologie – Derzeitige Schwerpunkte. Thieme, Stuttgart New York, S 179–180
15. Waldbaur H (1984) Fibrinklebung in der Neurochirurgie. In: Scheele J (Hrsg) Fibrinklebung. Springer, Berlin Heidelberg New York Tokyo, S 262–264

Fibrinklebung in der Zahn-, Mund- und Kieferheilkunde

E.-D. VOY

Abtlg. Zahn-, Mund-, Kiefer- und Plastische Gesichtschirurgie, Medizinische Fakultät der RWTH, Pauwelsstraße, 5100 Aachen

Das Anwendungsspektrum des Fibrinklebesystems in der Zahn-, Mund- und Kieferheilkunde umfaßt grundsätzlich die aus anderen Fachgebieten bekannten Indikationen:
- Lokale Blutstillung beim Vorliegen von hämorrhagischen Diathesen oder bei antikoagulativer Therapie
- Fixation autologer, homologer und alloplastischer Stützgewebetransplantate zur Auffüllung zentraler und marginaler Knochendefekte im Ober- und Unterkiefer
- Adaptation und Fixation von Spalthaut und Mukosatransplantaten in der Mundhöhle.

Besonderheiten bei der Anwendung des Fibrinklebesystems in der Mundhöhle

Im Gegensatz zu äußerlichen Wunden sind Wunden in der Mundhöhle dem ständigen Einfluß der keimbeladenen Mundhöhlenflora ausgesetzt. Eine Wundheilungsstörung ist daher zwangsläufig mit einer Wundinfektion verbunden. Der raschen Wundheilung wirken verschiedene Fibrinolysemechanismen entgegen. Zum einen sind dies aktivierte Granulozyten mit ihren Lysinen [5]; zum anderen der Speichel. Im menschlichen Speichel sind neben Plasminogenaktivatoren und Proaktivatoren auch direkte, fibrinolytische Enzyme nachweisbar [11, 14, 15]. Nach einer Mitteilung von Schulte u. Mitarb. [15] wird auch die Stabilität eines bereits entstandenen Fibringerinnsels durch die zuvor geschilderten Mechanismen sowie durch die spezifische Mundhöhlenflora beeinträchtigt [4, 12] (Abb. 1).

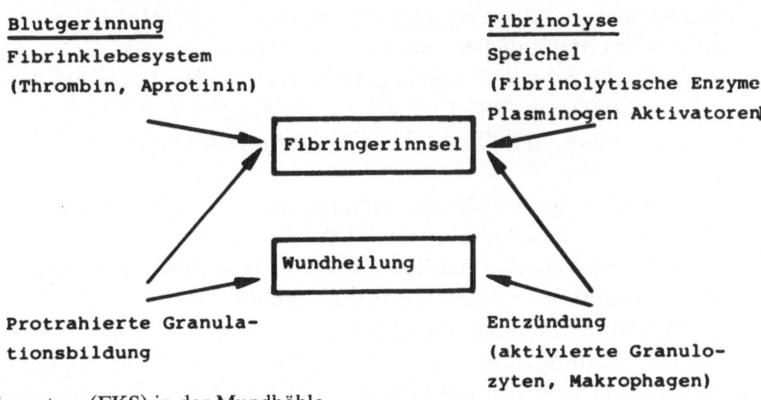

Abb. 1. Fibrinklebesystem (FKS) in der Mundhöhle

Neue Techniken
in der operativen Medizin
Hrsg. von M. Reifferscheid
© Springer-Verlag Berlin Heidelberg 1986

Diesem Umstand versucht man in dreierlei Hinsicht gerecht zu werden:
- Zur zeitweisen Verhinderung der Fibrinolyse dient dem Fibrinkleber der Zusatz des Proteinnaseninhibitors Aprotinin, wobei bereits niedrige Aprotininkonzentrationen genügen, um das Fibringerinnsel zu stabilisieren. Eine zu hohe Aprotininkonzentration kann über die Hemmung der Fibrinolyse eine überschießende Granulationsbildung bewirken, was einen ungünstigen Einfluß auf die Vernarbung hat [2].
- Zum anderen versucht man, den Speichelfluß durch Medikamente oder durch mechanische Maßnahmen, wie Verbandsplatten zu bremsen und von der Wunde abzuhalten.
- Schließlich muß durch eine geeignete antibakterielle oder antibiotische Begleittherapie die drohende Entzündung und die damit verbundene Granulozytenimigration zurückgehalten werden.

Dentoalveoläre Eingriffe und Extraktionen bei Patienten mit hämorrhagischen Diathesen

Die Anwendung des Fibrinklebesystems bei dentoalveolären Eingriffen und Extraktionen bei hämorrhagischen Diathesen stellt die wichtigste Indikation in der Zahn-, Mund- und Kieferheilkunde dar.

Nach Extraktion eines Zahnes bleibt das Zahnfach als zur Mundhöhle offener Defekt in der Spongiosa des Kieferknochens zurück. Die Wundheilung verläuft immer offen über die Blutgerinnung, die Ausbildung eines Granulationsgewebes bis zur sekundären Ossifikation und ist stets der Aggression durch das Mundhöhlenmilieu ausgesetzt. Die Möglichkeiten zum chirurgischen Wundverschluß werden dadurch erschwert, daß die angrenzenden Weichteile der „Atached Gingiva" fest und unnachgiebig dem Knochen aufliegen und deren Mobilisierung ein zusätzliches Operationstrauma darstellt. Die rasche Einleitung der Gerinnung und die Stabilisierung des Gerinnsels in der Alveole sind daher die wichtigsten Voraussetzungen für eine ungestörte Wundheilung ohne Nachblutung.

In der Praxis hat sich folgendes Vorgehen bewährt: Nach vorsichtiger Extraktion der Zähne werden die Alveolen sorgfältig kürettiert um jegliche Reste von Granulationsgewebe oder entzündlichem Material zu entfernen.

Anschließend wird ein zuvor paßgenau zurechtgeschnittenes Stück Kollagenvlies satt mit Thrombinlösung (500 I.E./ml), Aprotinin-Kalzium-Chlorid-Lösung (3000 KIE pro ml Aprotinin und 40 mM $CaCl_2$) und Fibrinkleber getränkt und in die Alveole eingebracht (Abb. 2).

Zusätzlich sollte die Alveole zur Adaptation der marginalen Gingiva immer übernäht werden, wobei diese Naht mit Fibrinkleber versiegelt wird (Abb. 3). Abschließend wird die Wunde mit einer aus Kunststoff hergestellten Verbandsplatte oder entsprechend extendierten Prothese abgedeckt, um den Speichel mit seiner fibrinolytischen Aktivität von der Wunde fernzuhalten.

Nach Untersuchungen von Gastpar [3], Haas u. Mitarb. [6], Nowottny u. Mitarb. [8], Wefers u. Mitarb. [18] sowie Wepner u. Mitarb. [19, 20] kann in vielen Fällen durch die lokale Blutstillung mit Fibrinkleber auf eine Substitutionstherapie mit Gerinnungsfaktoren ganz oder teilweise verzichtet werden. Die lokale Blutstillung hat

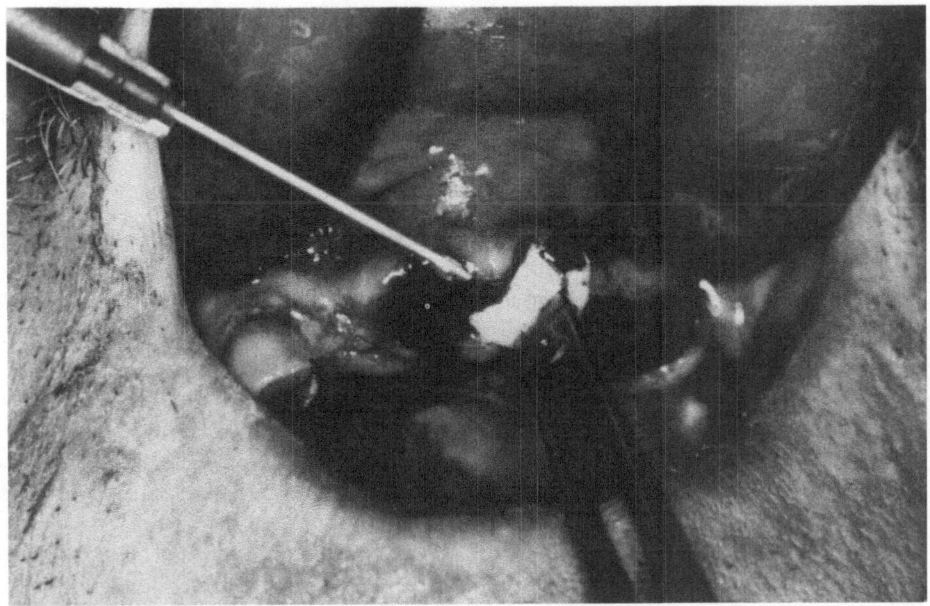

Abb. 2. Extraktionen bei hämorrhagischen Diathesen unter Einsatz des Fibrinklebesystems. Einbringen eines mit Fibrinkleber getränkten Gelatineschwamm

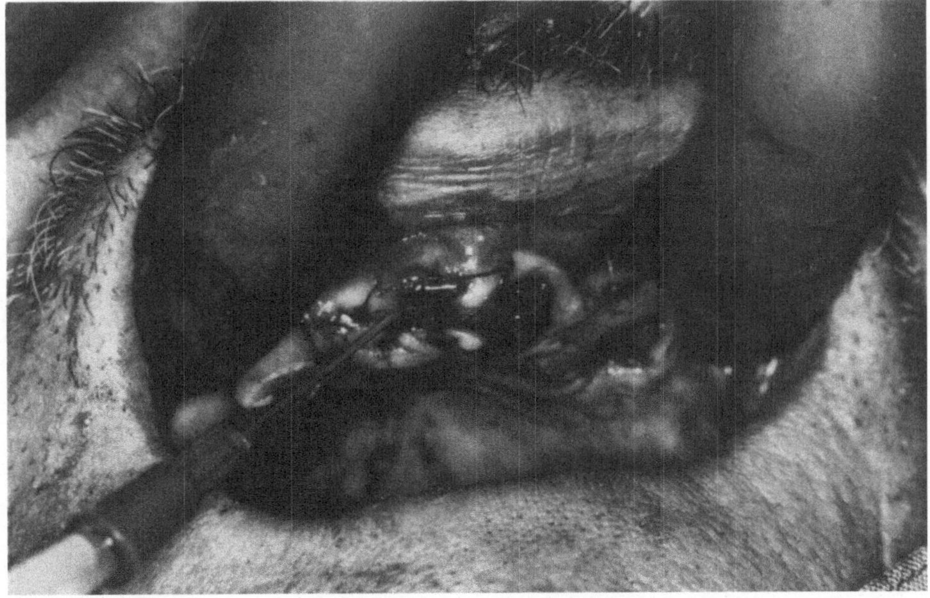

Abb. 3. Nach dem Übernähen der Alviolen werden diese durch eine Schicht Fibrinkleber versiegelt

zudem den Vorteil, sowohl bei thrombozytären als auch bei plasmatischen Gerinnungsstörungen anwendbar zu sein [21].

Auffüllung von Knochendefekten im zentralen und marginalen Bereich des Kieferknochens

Analog zu den Anwendungen in der orthopädischen Chirurgie werden zentrale Knochendefekte im Ober- und Unterkiefer, vor allem bei Zysten mit den verschiedensten Kombinationen aus Fibrinkleber und Stützgeweben aufgefüllt. Die Auffüllung der Defekte ausschließlich mit Fibrinkleber hat sich nach einer Untersuchung von Matras u. Mitarb. [10] nicht bewährt.

Autologe Spongiosatransplantate, die bei Kontinuitätsresektionen des Unterkiefers indiziert sind, werden bei Zysten nur in Ausnahmefällen angewandt. Zysten im Kiefer sind ein sehr häufiges Krankheitsbild, das zudem in den meisten Fällen ambulant und in lokaler Schmerzausschaltung operiert wird. Der Aufwand einer Entnahmeoperation zur Versorgung einer Zyste lohnt daher nicht.

Die verschiedensten alloplastischen und konservierten, homologen Transplantate sind erprobt worden. Die Anwendung von Kollagenvlies, Hydroxylapatit oder Tricalciumphosphat mit Fibrinkleber hat sich als besonders geeignet erwiesen [1, 17].

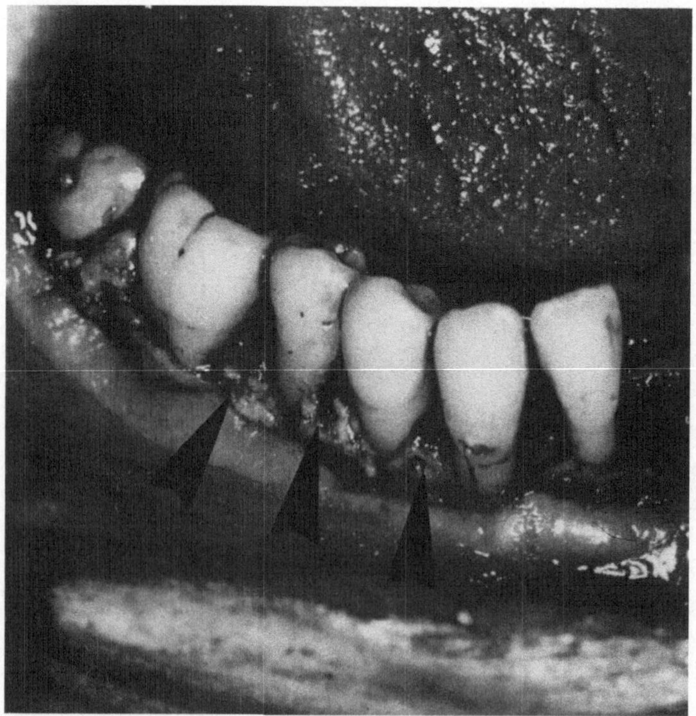

Abb. 4. Auffüllung von Knochentaschen sowie Rekonstruktion der interdentalen Knochensepten mit einem Tricalciumphosphatpulver-Fibrinklebegemisch bei chronisch-marginaler Parodontitis

Schlechte Erfahrungen machten wir bei der Versorgung marginaler Defekte bei chronisch-marginaler Parondontitis. Nach sorgfältiger Kürettage der marginalen Knochentaschen wurden diese mit einer Paste aus Tricalciumphosphatpulver und Fibrinkleber aufgefüllt. Dabei wurde auch der Versuch unternommen, die verlorengegangenen interdentalen Knochensepten wieder aufzubauen (Abb. 4).

Bereits wenige Tage nach der Operation war das Tricalciumphosphat-Fibrinklebergemisch aus den Taschen ausgewaschen [16]. Dieser Mißerfolg beruht auf dem mangelhaften Wundverschluß. Operationswunden im marginalen Bereich sind aufgrund der fehlenden oder durch die Operation zerstörten Verbindungen von Weichteilen und Zahnhartsubstanz primär immer speicheldurchlässig. Wir empfehlen daher die Anwendung solcher „Knochenplomben" nur bei zentralen Defekten oder dort, wo ein speicheldichter Wundverschluß möglich ist.

Eine Sonderform des marginalen Knochenverlustes stellt die Alveolarkammatrophie im zahnlosen Kiefer dar. Um eine prothetische Versorgung zu ermöglichen, müssen zunächst Knorpel-, Knochen- oder alloplastische Stützgewebetransplantationen zur Augmentation des Alveolarkamms durchgeführt werden. Die Fixation dieser Transplantate in einer zuvor präparierten Schleimhautperiosttasche stellt dabei das wesentliche Problem dar. Nach Mitteilungen von Schargus u. Mitarb. [13] kann die Lagestabilität des Transplantates sowie die Adaptation der mobilisierten Schleimhaut durch Fibrinkleber erreicht werden. Mit dieser Technik seien im Zusammenhang von präprothetisch-chirurgischen Maßnahmen gute Resultate zu erzielen.

Fixation von Spalt- und Schleimhauttransplantaten in der Mundhöhle

Beim Fixieren von freien Haut- und Schleimhauttransplantaten in der Mundhöhle herrschen grundsätzlich ähnliche Bedingungen wie an der äußeren Körperoberfläche. Da freie Haut- und Schleimhauttransplantate in den ersten postoperativen Tagen aus dem Transplantatlager ernährt werden, ist die exakte Adaptation an die Unterlage besonders wichtig. Extern wird dies durch Kompressions- oder Überknüpfverbände bewerkstelligt, wobei die meistenteils konvexe Körperoberfläche gute Voraussetzungen bietet.

In der Mundhöhle ist die Oberfläche zumeist konkav; außerdem wechselt die Beschaffenheit des Transplantatlagers auf engstem Raum. Eine gute Adaptation freier Transplantate ist daher nur mit aufwendigen Verbandsplatten und Pelotten möglich. Die Anwendung des Fibrinklebers erleichtert die Adaptation und Fixation von freien Haut- und Schleimhauttransplantaten (Abb. 5).

Auf eine zusätzliche Fixation durch Verbandsplatten, Tamponaden oder Pelotten sollte jedoch in der Mundhöhle nie verzichtet werden. Auch wenn von Neckle u. Mitarb. [7] sowie Schargus u. Mitarb. [13] über gute Einheilungsresultate im Zusammenhang mir präprothetisch-chirurgischen Eingriffen berichtet wird, sollten die Probleme, die bei der Fibrinklebung von Spalt- und Schleimhauttransplantaten auftreten, nicht außer acht gelassen. Dies sind:
- Ernährungsstörungen im Spalthauttransplantat bei zu dicker Fibrinschicht,
- eine verzögerte Wundheilung und verstärkte Granulationsbildung bei überschüssigem Fibrin,
- geringe mechanische Belastbarkeit des Fibringerinnsels.

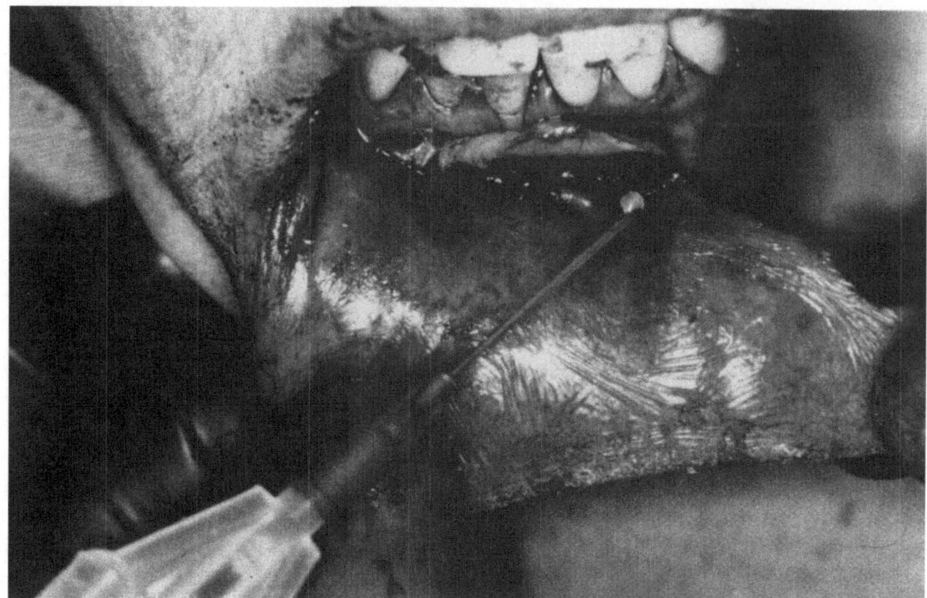

Abb. 5. Fixation eines freien Mukotransplantates mit Fibrinkleber

Nachdem Matras u. Mitarb. [9] das Fibrinklebesystem für die klinische Anwendung in unserem Fachgebiet wiederentdeckt haben, ist dies in unzähligen Indikationen erprobt worden. Einige davon sind zu Standardverfahren herangereift; andere gerieten in Vergessenheit.

Wer je mit dem Fibrinklebesystem experimentiert hat weiß, daß die Möglichkeiten dieses Prinzips mit den hier aufgeführten Beispielen bei weitem nicht erschöpft sind.

Literatur

1. Bochlogyros N, Hensher R, Becker R, Zimmermann E (1984) Ein neues Verfahren zur Implantation von Hydroxylapatit. Dtsch Z Mund-Kiefer-Gesichtschir 8:393
2. Dinges HP, Redl H, Kuderna A, Matras H (1979) Histologie nach Fibrinklebung. Dtsch Z Mund-Kiefer-Gesichtschir 3:29
3. Gastpar H (1984) Fibrinklebung bei Patienten mit hämorrhagischen Diathesen. In: Scheele J (Hrsg) Fibrinklebung. Springer, Berlin Heidelberg New York Tokyo
4. Gordon DF, Jong BB (1968) Indigenous flora from the human saliva. Appl Microbio 16:428
5. Gottlob R, Blümel G (1968) Der Einfluß der vier Thrombenalter auf die Lysierbarkeit mit Streptokinase. Med Welt 19:2627
6. Haas S, Stemberger A, Fritsche H-M, Siegle M, Tauber R, Blümel G (1980) Die Anwendung der Fibrinklebung bei verschiedenen hämorrhagischen Diathesen. In: Schimpf K (Hrsg) Fibrinogen, Fibrin und Fibrinkleber. Schattauer, Stuttgart New York
7. Neckle C, Mühling J (1982) Submuköse Vestibulumplastik unter Zuhilfenahme von Fibrinkleber. Dtsch Z Mund-Kiefer-Gesichtschir 6:293
8. Novotny Ch, Wutka P (1980) Anwendung von Fibrinkleber zur Blutstillung nach Zahnextraktionen bei Patienten mit angeborenen und erworbenen Gerinnungsstörungen. In: Schimpf K (Hrsg) Fibrinologen, Fibrin und Fibrinkleber. Schattauer, Stuttgart New York

9. Matras H, Dinges HP, Lassmann H, Mamoli B (1972) Zur nahtlosen interfaszikulären Nervennaht im Tierexperiment. Wien med Wochenschr 122:517
10. Matras H, Jesch W (1979) Die Anwendung des Fibrinklebesystems zur Versorgung pathologischer Hohlräume im Kieferknochenbereich. Dtsch Z Mund-Kiefer-Gesichtschir 3:43
11. Ribóo R (1978) La fibrinolyse dans la cavité buccale. Rev Stomat Paris 77:287
12. Russel C, Melville TH (1978) A review-bacteria in the human mouth. J Appl Bacteriol 44:163
13. Schargus G, Neckel C, Reuther J (1984) Alveolarkammerhöhung und gleichzeitige Vestibulumplastik mit Fibrinkleber. In: Scheele J (Hrsg) Fibrinklebung. Springer, Berlin Heidelberg New York Tokyo
14. Schulte W, Sorg B (1967) Die fibrinolytische Aktivität des Speichels und des Blutes – vergleichende Untersuchungen. Dtsch Zahnärztl Z 22:1101
15. Schulte W, Wörner H (1968) Speicheleinflüsse auf die Blutgerinnung bei hämorrhagischen Diathesen – thrombelastografische Untersuchungen. Dtsch Zahnärztl Z 23:835
16. Seremt Z (1985) Klinische Untersuchungen mit einem Tricalciumphosphatkeramik-Fibrinkleber-Gemisch als Knochenersatzmaterial bei parodontalen Defekten. Med dent Diss Aachen
17. Siegle M, Senekowitsch R (1981) Knochenszintigraphie mit Tc-99m-Methylendiphosphonat bei Auffüllung von Mandibuladefekten mit Hilfe des Fibrinklebesystems. Dtsch Z Mund-Kiefer-Gesichtschir 5:255
18. Wefers H, Körfner J, Arends P, Sutor AH (1981) Zahnärztlich-chirurgische Eingriffe bei Hämophilie, von Willebrand-Jürgens-Syndrom und Thrombozytenfunktionsstörungen unter Verwendung von Fibrinkleber und DDAVP. Dtsch Z Mund-Kiefer-Gesichtschir 5:311
19. Wepner F (1980) Über die lokale Blutstillung mit Hilfe des Fibrinklebers nach zahnärztlich-chirurgischen Eingriffen bei hämorrhagischen Diathesen. In: Schimpf K (Hrsg) Fibrinogen, Fibrin, Fibrinkleber, Schattauer, Stuttgart New York
20. Wepner F, Bukal J, Beck J (1979) Über die Anwendung des Fibrinklebesystems im dentoalveolären Bereich bei hämorrhagischen Diathesen. Dtsch Z Mund-Kiefer-Gesichtschir 3:46
21. Vinazzer H (1979) Zur Wirkungsweise der Substitutionspräparate und des Fibrinklebers bei hämorrhagischen Diathesen. Dtsch Z Mund-Kiefer-Gesichtschir 3:27

Sachverzeichnis

Anastomose
- Allschicht 63
- collare 64
- Insuffizienz 64, 70
- Letalität (Rektum) 70
- Naht 63, 67
- Ösophagus 63
- Stenose 39
Abrasionsarthroplastik 89
Achillessehnenruptur 95 ff.
- adaptierende Naht 96
- Auskämmen der Rupturenden 96
- Peritendineumnaht 96, 97
A. carotis interna-Aneurysma 142
Adenome, maligne 37
Alveolarkamm 149
- Atrophie 149
- Augmentation 149
Antibiotika 12
- Fibrinverbund 79 ff., 98 ff.
- Prophylaxe 68
- Wirkspiegel 81
- Wirkweise 99
Antibiotika-Spongiosa-Verbund
  101 ff.
- Applikation 103
- Fistelfüllung 102
- Prothese 102
Aneurysma
- A. carotis interna 142
- Aorta 80
- Ruptur 80
Aorta 79, 80
aorto-coronarer Bypass 79
Aprotinin 5, 7, 146
- Kalzium-Chlorid-Lösung 146
Argon-Laser 130
Arthroskopie 85 ff.
- Diagnostik 85
- Operationen 87
- - Fibrinklebung 91
- - Indikationsstellung 85
- - Instrumente 86
Arthrotomie-Fibrinklebung 88

Bestrahlung 25
- Iridium-Afterloading 35
Bindegewebskapsel (Infrarot) 43
Blutgerinnung (Physiologie) 3, 7
Blutstillung, allgemein 7
- HNO-Bereich 132
- Milz 46, 49
- Mundhöhle 145
- Verdauungstrakt 29
Bluttrockenheit 45
Blutung 10, 25, 27
- Einteilung 27
- Erosionen 26, 27
- Mallory-Weiss 29
- Quellen 25 ff.
- Rezidiv 29
- Ulcus 30, 31
- Varizen 28

Chondromalacie (Patella) 90
Clot-Festigkeit 99
Clottierung 99
Coarse-Fibrin-Clots 12
Computertomogramm 53, 97
CO^2-Laser 130
- Indikationen (HNO) 130
- Stimmbandpolypenabtragung 132
- Synechiedurchtrennung 131

Dentoalveoläreingriff 146
Dermatomzusatz (Weerda) 122
Disulfinblau 10
Dura 134
- Lappen 137
- Riß 134
- - Abdichtung 134
- Tympanoplastik 135
- Verletzung 134
- Verschluß 137

EDTA-Trypsingemisch 16
Elektrokoagulation 25 ff.
- Schlinge 74
- thorakoskopisch 74
- Zange 74

Endoskopie
- mit Mediastinoskop   76
- Sprühkatheter (Fibrin)   10
endoskopische Therapie
- Arthroskopie   85
- Kleinhirnbrückenwinkel   137
- neurochirurgische   137
- Thorakoskopie   76
- Verdauungstrakt   25 ff.
Emphysemblasenabtragung   76, 77

Faktor XIII   3 ff.
Fibrinkleber   6 ff.
- Antibiotikaverbund   79, 81, 98
- Applikation   7, 8
- Proteinlösung   10
Fibrinklebung
- Achillessehne   95
- Alveolarkammaugmentation   149
- Blutstillung   132
- - Tonsillektomie   132
- Bypassfixierung   80
- Eigenhautinseln   111
- Emphysemblasenabtragung   72 ff.
- epikardiale Lazerationen   80
- Fascienlappen   56, 115, 134
- Fremdhauttransplantat   110
- Gehörknöchel   136
- Herz- und Gefäßchirurgie   79
- HNO-Indikationen   132
- Knorpel   85 ff.
- Kolon-Rektum-Anastomose   69
- Koronaranastomose   99
- Latissimustransfer   111
- Leber   56 ff.
- Liquorfistel   134
- Lyoduralappen   134
- Mikrogefäßanastomosen   141
- Milz   49 ff., 56 ff.
Mischtransplantation   111
- Mukosalappen   132
- myokutaner Lappen   111
- Nervenanastomose   140
- Ohrmuschelchirurgie   115
- orale Lappen   146
- plastische Chirurgie   107
- Pleuralaesion   115
- Schädelbasistumore   132
- Temporalfascie   122
- Thrombosierung   124
- Trachealnahtabdichtung   132
- Trommelfell   122, 135
- Tympanoplastik   135
Fibrinogen   15
Fibrinolyseaktivität   5
Fibrinotherm, Wärme- und Rührgerät   7
Fibrinvernetzung   5

- α-Vernetzung   5, 8
- γ-Vernetzung   5
- Verfestigung   5
Fibroblasten   15
Forrest I, II   27
Fremdkörperreaktion   14
- Riesenzellen   22

Gastrointestinaltrakt
- oberer   25 ff.
- unterer   36, 63, 71
Gefäßprothesenabdichtung mit Fibrin   79
- aus Dacron   79
Gehörgangsrekonstruktion   122
Granulationsbildung, überschießend   146

Hämangiom (Cavernom)   124
- Angiographie   125
- Embolisation   125
- Exstirpation   127
- Kryotherapie   128
- Schrumpfung   126
- Thrombosierung   127
hämorrhagische Diathese   145, 146
Hämostase s. Blutstillung
Hautlappenklebung   107
- Meshgraft   109
- Retroaurikulär   116
- Reverdin   107
- Thiersch   108
- Voll-Haut   109, 115, 118
Hemicolectomie   67 ff.
Hemisplenectomie   54
Heparin   80
Hydroxyapatit   121, 148

Ileus   36, 39
immunologische Reaktion   17
Infrarotkoagulation allgemein   43, 56
- Karbonisierung   45
- Leberresektion   46
- Milzresektion   46
- Nekrose   59
- praktische Anwendung   45
- Schorf   43
- Sonden   44
- Wirkungsweise   43
Innenohr   22

Kalziumchlorid   7
Karzinom
- fokales   39
- Ileus   36
- Kardia   33
- Kolon   36
- Magen   33
- Ösophagus   33, 34

– Rektum   68
– Tumorreduktion   35
Klammernaht   67
– Geräte   68
– Insuffizienz   70
– Kolon   68
– Letalität   70
– Rektum   69
Kleber s. Fibrinkleber
Klebeprotein   7
Knochen
– defekt   148
– kortico-spongiöser   105
– Mehl   139
– Plombe   149
Knorpel allgemein   85
– Dissektat   91
– Erweichung   88
– Fibrillierung   89
– Fibrinklebung   91
– Fragmente   89
– Matrixkatabolie   93
– Refixation   91
– Regenerat   91
Kollagen
– Folie   109
– Gehalt   46
– Schmelzen   46
– Tampon   56 ff.
– Vlies   50, 54, 58, 81, 146, 149
Kürettage-Zahnalveole   146

Lappenklebung
– Fascie   56, 115
– Haut   107, 116, 132
– Mukosa   145 ff.
– Muskel   11, 137, 138, 142
– Stützgewebe   145 ff.
Laser
– Divergenzeigenschaften   26
– Koagulationseigenschaften   26, 130
– Leistungsprofil   130
– parenchymatöse Organe   56
– Perforation   35
– Technik   26 ff., 131 ff.
– Typen   130
– – Indikationen   130
– Vaporisation   34, 130
– Vorsichtsmaßnahmen   131
Leberresektion   46, 61

Metrimazid   10
Mikrogefäßnaht   141
– Fibrinabdichtung   142
Milz   46
– Berstung   49
– bipolare Resektion   46

– Débridement   50
– Erhaltungsgründe   46, 48
– Hilusgefäßligatur   50
– Klebung   49
– Konvexität   49
– Lazeration   49
– Resektionsausmaß   54
– Staging   50
– Teilresektion   46, 48, 54
– Verletzungen   46, 49 ff., 65
Mischnadel   8
Mittelohrrekonstruktion   122

Nabelschnurvenenendothel   15
Naht allgemein   63, 67
– Achillessehne   94
– Dexon   63
– Gefäße   79, 141
– Insuffizienz
– – Ösophagus   64
– – Rektum   70
– Klammer   67
– kollare   63
– Letalität
– Magen   63
– Mikrogefäßanastomose   141
– Pleura   76
– Stoß auf Stoß   64
– Technik-Anastomon   63, 67
– Vicril   68
Neodym-Yag-Laser   25, 56, 130
– Blutstillungsrate   32
– Dysphagiebeseitigung   33
– endoskopische Anwendung   32
– Leistungsdichte   32
– parenchymatöse Organe   56
Nervenanastomose
– Fibrinklebung   141
Notfallendoskopie   27

Ohrmuschel allgemein   115
– Abriß   115
– Atresie   121
– Dysplasie   119
– Hämatom   115
– Replantation   117
– Serom   115
orale Entzündung   145
– Fibrinolyse   145
– Flora   145
Osteochondrosis dissecans   94

Perforation   29, 30, 35
Plastik
– Haut   107 ff.
– Ohrmuschel   115 ff.
– Trachea   133

Postsplenektomiesyndrom   48
– Sepsis   51

Rekonstruktionsplastik   107 ff.
– alveolär   108
– Hebedefekt   107
– Mamille   108
– Ohrmuschel   115
– Tätowierung   109
Retroaurikulärlappen   116
– gestielt   118
Rhinoliquorrhoe   139

Schädelfraktur   134, 138
– frontobasal   139
Sklerosierung   25, 27
Sklerosierungsulcera   27
Spinalwurzelkompression   140
Spongiosa
– Kältekonservierung   104
– Plastik   104
– Transplantate   99, 148
Spontanperforation   30
Spontanpneumothorax   72
– Drainage   73, 74
– Thorakotomie   74
– Rezidiv   75
Sprühkopf   9
Stapler
– EEA   68
– GIA   68
– TA 55   71
Stenose
– Anastomose   25, 39, 70

– Bougierung   33
– Dilatierungs-Laser   34
– peptische   25
– Tumor   33, 34, 35
Synovitis   88
Szintigramm-Milz   53

Thorakoskopie   72
– Fibrinklebung   72
– Koagulation   74
– Mediastinoskop   72
– Versager   77
– Verwachsungslösung   74
Thorakotomie   78
Tissucol   7, 15, 99 ff., 124
Tissomat-System   10
Transplantate   107
– Fibrinklebung   108
– Haut   10, 109
– Hebedefekt   108
– Lager   149
Tumore
– Hämangiom   125
– Meningeom   140
– Karzinom   35 ff., 63, 67

Ulkusblutung   27
Umspritzung, endoskopische   25

Varizenblutung   27, 28

Zahnextraktion   146
Zellgewebskulturen   14
Zysten-Kiefer   148